Isabelle Sallagoïty

# Dynamique de coordination spontanée de l'écriture

AF198168

Isabelle Sallagoïty

# Dynamique de coordination spontanée de l'écriture

## La motricité graphique soumisse aux lois d'auto-organisation

Presses Académiques Francophones

**Impressum / Mentions légales**
Bibliografische Information der Deutschen Nationalbibliothek: Die Deutsche Nationalbibliothek verzeichnet diese Publikation in der Deutschen Nationalbibliografie; detaillierte bibliografische Daten sind im Internet über http://dnb.d-nb.de abrufbar.
Alle in diesem Buch genannten Marken und Produktnamen unterliegen warenzeichen-, marken- oder patentrechtlichem Schutz bzw. sind Warenzeichen oder eingetragene Warenzeichen der jeweiligen Inhaber. Die Wiedergabe von Marken, Produktnamen, Gebrauchsnamen, Handelsnamen, Warenbezeichnungen u.s.w. in diesem Werk berechtigt auch ohne besondere Kennzeichnung nicht zu der Annahme, dass solche Namen im Sinne der Warenzeichen- und Markenschutzgesetzgebung als frei zu betrachten wären und daher von jedermann benutzt werden dürften.

Information bibliographique publiée par la Deutsche Nationalbibliothek: La Deutsche Nationalbibliothek inscrit cette publication à la Deutsche Nationalbibliografie; des données bibliographiques détaillées sont disponibles sur internet à l'adresse http://dnb.d-nb.de.
Toutes marques et noms de produits mentionnés dans ce livre demeurent sous la protection des marques, des marques déposées et des brevets, et sont des marques ou des marques déposées de leurs détenteurs respectifs. L'utilisation des marques, noms de produits, noms communs, noms commerciaux, descriptions de produits, etc, même sans qu'ils soient mentionnés de façon particulière dans ce livre ne signifie en aucune façon que ces noms peuvent être utilisés sans restriction à l'égard de la législation pour la protection des marques et des marques déposées et pourraient donc être utilisés par quiconque.

Coverbild / Photo de couverture: www.ingimage.com

Verlag / Editeur:
Presses Académiques Francophones
ist ein Imprint der / est une marque déposée de
AV Akademikerverlag GmbH & Co. KG
Heinrich-Böcking-Str. 6-8, 66121 Saarbrücken, Deutschland / Allemagne
Email: info@presses-academiques.com

Herstellung: siehe letzte Seite /
Impression: voir la dernière page
**ISBN: 978-3-8416-2145-0**

Copyright / Droit d'auteur © 2013 AV Akademikerverlag GmbH & Co. KG
Alle Rechte vorbehalten. / Tous droits réservés. Saarbrücken 2013

# DYNAMIQUE DE COORDINATION

## SPONTANEE DE L'ECRITURE

Mme SALLAGOITY Isabelle

A mes parents et à mes jumelles, Camille et Mathilde,

# TABLE DES MATIERES

## INTRODUCTION

En tant qu'outil de communication privilégié de nos sociétés ainsi qu'outil d'accès incontournable à l'insertion scolaire, professionnelle et sociétale, l'écriture est une activité motrice qui a fait et fait toujours l'objet d'innombrables études. Au même titre que le langage oral, l'écriture est un support de la communication et d'expression de la pensée qui est universellement reconnue et utilisée. Même si l'attrait pour l'écriture avait considérablement diminué avec l'avancée des technologies informatiques, la dernière conférence internationale de la graphomotricité (IGS) a montré un regain d'intérêt pour cette tâche plus « naturelle » que de taper sur un clavier d'ordinateur. Les recherches sur l'écriture couvrent actuellement un champ pluridisciplinaire très vaste allant de la reconnaissance automatique d'écriture à l'apprentissage de l'écriture manuscrite chez l'enfant, en passant par l'expertise graphologique (Meulenbroek & van Gemmert, 2003, pour une revue).

A l'heure où l'on pourrait accuser l'informatique et Internet d'appauvrir l'écriture manuscrite, il y a un engouement important pour des interfaces entre l'homme et l'ordinateur se rapprochant de la « bonne vieille » utilisation du papier et du crayon (e.g., palmpads). L'écriture se met au service du numérique et l'objectif est de trouver l'interface idéale entre l'outil informatique et l'expression écrite « naturelle ». Les concepteurs d'interfaces placent beaucoup d'espoir dans l'amélioration des systèmes automatisés de reconnaissance de l'écriture. Cependant, la reconnaissance universelle de l'écriture manuscrite par l'ordinateur reste encore du domaine de la fiction. Les chercheurs sont actuellement confrontés à un problème important qui est celui de la dégradation de l'écriture, liée à une augmentation de la vitesse par exemple, qui entraîne une mauvaise lisibilité de l'écriture. Dans notre société, une mauvaise production ou lisibilité de l'écriture est un handicap grave. C'est pourtant ce qui se passe pour certains enfants ou adultes ayant des troubles moteurs ou autres, pouvant affecter l'écriture, comme par exemple les dyspraxies. Ces individus ont des difficultés à former des caractères lisibles et réguliers, les empêchant d'accéder à une écriture cursive suffisamment rapide et efficace. Les conséquences en terme d'insertion scolaire et professionnelle de tels troubles sont évidentes, ne serait-ce que par une déficience dans la prise de note. Les enjeux sont tellement importants que le Ministère de l'Education Nationale tente de renforcer en 2002 les recherches afférentes à l'apprentissage et aux troubles d'apprentissage de l'écriture.

Que ce soit à des fins de reconnaissance de l'écriture ou à des fins rééducatives, la connaissance des principes qui sous-tendent à la fois la production motrice de formes graphiques précises et régulières et leurs déformations induites par des contraintes adverses

1

(e.g., vitesse, troubles moteurs) est cruciale. Or, les approches traditionnelles de la motricité humaine ont des difficultés à rendre compte de l'ensemble de ces phénomènes présents dans l'écriture manuscrite. En adoptant une approche dynamique de la motricité humaine, l'objectif de cette thèse est de montrer que cette approche nous permettrait justement de mieux comprendre des processus impliqués dans la production d'écriture manuscrite normale et dégradée.

L'écriture est une activité motrice parmi les plus complexes et les plus rapides de notre répertoire moteur. Elle sollicite l'activité coordonnée de multiples muscles et articulations du membre supérieur pour produire une succession de formes graphiques de façon rapide et suffisamment précise pour être reconnues (van Emmerick & Newell, 1989). En dépit de cette complexité structurale et fonctionnelle, les humains arrivent à produire des formes graphiques de manière précise et stable et à adapter leur production en fonction des conditions dans lesquelles ils doivent les faire. Comme l'ensemble de la motricité humaine, le problème est de savoir de quelle manière les individus arrivent à contrôler et à coordonner l'ensemble des éléments du système moteur (ici graphomoteur) pour accomplir une telle tâche motrice. Dans un système composé d'un très grand nombre d'éléments, il serait improbable que notre cerveau puisse contrôler et réguler l'ensemble des composantes de façon indépendante pour produire une action motrice (Bernstein, 1967). Il faut trouver une solution qui permette de réduire à quelques-unes le nombre de variables à contrôler pour aboutir à la production d'un comportement stable et flexible. A ce jour, deux grandes approches théoriques ont tenté d'identifier les principes qui sous tendent la production, le contrôle et l'adaptation des mouvements coordonnés : les théories traditionnelles du contrôle moteur d'une part, et les théories dynamiques des coordinations motrices d'autre part. Alors que les premières ont fortement investi le domaine de la graphomotricité, l'étude de la génération d'écriture sous une perspective dynamique demeure un terrain encore vierge.

Pour les théories traditionnelles du contrôle moteur, le système nerveux central (SNC) prescrit au système effecteur les caractéristiques du mouvement à produire par l'intermédiaire d'un programme moteur. Ce programme moteur définirait les régularités spatio-temporelles du mouvement à exécuter, réduisant ainsi le nombre de degré de liberté à contrôler (Keele, 1968). Comme dans tout comportement moteur, la propriété fondamentale recherchée dans l'écriture est l'invariance, à savoir la persistance de régularités spatio-temporelles dans les mouvements d'écriture, en dépit de variations importantes de contexte. Ces propriétés invariantes attesteraient de la présence d'un programme moteur définissant la structure spatio-temporelle du mouvement à produire. Une tâche comme l'écriture nécessite aussi d'identifier les unités comportementales correspondants à ces programmes moteurs, pouvant aller d'un trait, à une lettre ou encore à des groupes de lettres qui s'enchaînent afin de produire le mot désiré (van Galen, 1991). Le SNC possèderait un programme moteur pour chaque unité de base et la génération d'une unité plus complexe se ferait par l'enchaînement de plusieurs programmes moteurs. Cependant, la nature et la taille du programme moteur (e.g., arc, trait, lettres) de l'écriture sont encore âprement débattues entre ces différents modèles.

Notre approche de la graphomotricité repose sur une approche différente du contrôle moteur, à savoir l'approche dynamique des coordinations motrices (Kelso, 1995). Cette approche aborde le problème de la coordination et de l'adaptation comportementale sous l'égide des théories d'auto-organisation appliquées à la motricité humaine (Kugler, Kelso, & Turvey, 1980 ; Haken, 1983). Ces théories permettent de comprendre comment les systèmes composés d'un nombre élevé d'éléments peuvent exprimer spontanément un petit nombre de comportements stables ou *patrons de coordination préférentiels* et comment ils changent de comportements en fonction des contraintes qui pèsent sur le système. Contrairement aux approches précédentes, la réduction des degrés de liberté du système ne passe pas par l'intervention d'un programme moteur, mais résulte de l'interaction non-linéaire entre les éléments du système sous l'influence des contraintes d'origine environnementales, cognitives, attentionnelles, etc. Ainsi, le système neuro-musculo-squelettique adopte spontanément des modes de coordination entre les éléments du système qui sont les plus adaptées aux contraintes de la tâche assurant ainsi leur stabilité (invariance). Dans cette perspective, la propriété fondamentale du comportement n'est plus l'invariance, mais la stabilité des patrons de coordination car elle détermine la persistance du comportement face à des perturbations ainsi que les règles de passage entre les différents patrons comportementaux. D'un point de vue méthodologique, le but n'est plus d'identifier les propriétés invariantes de la performance à l'intérieur d'un patron (e.g., une lettre spécifique), mais d'identifier les patrons de coordination préférentiels « auto-organisés » d'un système ainsi que leur modification et changement en réponse à une augmentation de contraintes (e.g., vitesse).

La mise en évidence de processus d'auto-organisation dans la motricité humaine (formation de patrons stables et changement de patrons) a été originellement effectuée par Kelso (1981, 1984) dans la coordination bimanuelle. Cette approche s'est également avérée fructueuse dans le cas de la coordination de mouvements à l'intérieur d'un membre (Buchanan & Kelso, 1993) et, plus récemment, dans celui de la formation de trajectoire en 2D (Buchanan, Kelso, & Fuchs, 1996). L'enjeu de ce travail de thèse est de montrer que les propriétés d'auto-organisation qui régissent les coordinations inter-membres peuvent également s'appliquer à la graphomotricité. Si tel est le cas, nous pourrions alors non seulement rendre compte de la production de formes graphiques stables et précises, mais également du changement de formes et de leur dégradation en fonction de contraintes adverses dans lesquelles les individus doivent écrire.

Le premier chapitre exposera comment la génération d'écriture manuscrite a été abordée et modélisée par les différentes approches du contrôle moteur de l'écriture (e.g., modèles neuropsychologiques et computationnels). Le deuxième chapitre se consacrera à développer les principes théoriques et méthodologiques de l'approche dynamique de la motricité humaine. Nous exposerons les arguments théoriques et empiriques nous permettant de penser que la graphomotricité peut être mieux comprise dans une perspective dynamique. Ce chapitre s'achèvera par un exposé de la problématique et des différentes hypothèses de cette thèse. Les troisième, quatrième et cinquième chapitres exposent les trois expériences qui ont été conduites dans cette thèse. L'objectif était d'identifier les phénomènes dynamiques qui gouvernent la formation de patrons graphiques stables et précis (chapitre 3), leur dégradation (chapitre 4), ainsi que les principes qui régissent le passage entre ces différents patrons graphiques (chapitre 5). Dans le dernier chapitre, nous discuterons tout d'abord de l'ensemble des résultats obtenus d'un point de vue dynamique, puis nous nous attacherons à présenter les apports d'une telle approche sur la connaissance des processus mis en jeu dans la production d'écriture. Enfin, nous achèverons ce document en exposant les conclusions et les perspectives de ces travaux de recherche.

## CHAPITRE I : APPROCHE TRADITIONNELLE DE LA GRAPHOMOTRICITE

Comme au départ de toute étude concernant la motricité humaine, la question fondamentale qu'ont tenté de résoudre les pionniers de la recherche en motricité graphique était : « Comment l'être humain aussi intelligent soit–il, ou plus précisément le système cognitif humain, peut il prendre en compte la multitude des commandes motrices à envoyer aux muscles pour définir, de façon extrêmement précise, la position de chaque articulation à un moment donné ? ». Il s'agit du bien connu problème de la gestion du nombre de degré de liberté (ddl) soulevé par Bernstein en 1935 (Bernstein, 1967 ; Bongaardt & Meijer, 2000 pour une revue). De plus, la production d'écrit requiert que le système cognitif gère simultanément les processus sémantiques, orthographiques et moteurs afin de construire un discours sensé et lisible à la fois par soi-même et par autrui. Dans le domaine du contrôle moteur, les approches classiques ont suggéré plusieurs solutions afin de résoudre ce problème de complexité.

Des études empiriques se sont tout d'abord attachées à analyser les mouvements d'écriture afin de dégager, d'une part, les articulations et degrés de liberté impliqués dans la génération d'écriture dans l'espace de la feuille et, d'autre part, les caractéristiques des mouvements impliqués dans la production d'écriture cursive. A partir de caractéristiques observées dans les mouvements d'écriture, comme des régularités temporelles, spatiales et/ou spatio-temporelles, les approches traditionnelles du contrôle moteur ont suggéré la présence de *programmes moteurs* qui stockeraient en mémoire à long terme une représentation abstraite des mouvements à accomplir pour produire un trait ou une lettre. Ces approches font une distinction entre les aspects centraux et périphériques. Les aspects centraux correspondent aux processus cognitifs et aux représentations centrales (programme moteur) impliquées dans la programmation des réponses motrices alors que les aspects périphériques correspondent à l'implémentation de ces représentations au niveau du système effecteur et à l'exécution des réponses motrices. Le programme moteur serait en quelque sorte le squelette du mouvement à produire. Cette simplification des informations mémorisées et stockées au niveau central correspondant aux différentes réponses motrices déchargerait le système cognitif du contrôle des effecteurs qui pourrait alors porter son attention sur les aspects sémantiques ou orthographiques de la production d'écrit.

Nous décrirons dans un premier temps, l'ensemble des données empiriques concernant les mouvements d'écriture. Puis, nous décrirons les différents modèles de l'écriture cursive qui ont vu le jour depuis les années 60.

5

# 1. Les mouvements d'écriture

L'écriture consiste en une organisation de mouvements coordonnés de l'ensemble des articulations du membre supérieur aboutissant à une trace graphique composée de formes liées entre elles afin de produire le mot ou la phrase désirée. Le système effecteur générateur des mouvements graphiques est composé d'une multitude de degrés de liberté[1] (ddl). Van Emmerick et Newell (1989) ont répertorié 26 degrés de liberté composant le système effecteur de l'écriture et impliquant un total de 43 muscles dans tout le membre supérieur. Des études ont essayé d'identifier les articulations qui sont essentielles à la production d'écriture manuscrite dans l'espace de la feuille. Elles ont montré que l'ensemble des ddl du membre supérieur intervient à des degrés divers dans le déroulement de l'écriture cursive. Bien que le coude, l'épaule et le tronc participent à l'écriture, assurant un rôle dans la relocalisation du bout du stylo le long de la ligne, dans le transfert vers une nouvelle ligne, ainsi que dans le maintien de la posture (Lacquaniti, Ferrigo, Pedotti, Soechting, & Terzuolo, 1987 ; Schillings, Meulenbroek & Thomassen, 1996), ces articulations ne jouent pas un rôle prépondérant dans la formation des formes graphiques. Les articulations du poignet et des doigts seraient principalement responsables de la variété graphique de la trace (Teulings, Thomassen, & Maarse, 1989).

## 1.1. Composantes principales de l'écriture

### 1.1.1. Coordination entre deux composantes naturelles

Il y a environ quarante ans, Denier van der Gon, Thuring et Strackee (1962) et Denier van der Gon et Thuring (1965) furent les premiers à considérer l'écriture comme résultant de l'unique agencement de deux articulations : le poignet et les doigts. En effet, bien que le système biomécanique main-doigts en possède bien plus, le nombre de ddl durant l'écriture peut être réduit à deux degrés de liberté (Teulings, 1996). Un degré de liberté émerge de la flexion-extension simultanée de toutes les articulations des doigts d'où résulte le mouvement d'aller-retour du stylo vers la paume de la main. L'autre degré de liberté correspond à la rotation de la main dans son ensemble autour du poignet comme une combinaison d'une flexion-extension palmaire et de flexion dorsale-abduction radiale et d'abduction ulnaire en fonction

---

[1] Viviani (1994) définit un ddl tel que « dans le contrôle des mouvements d'un système de segments corporels, toute articulation peut être assimilée, du point de vue fonctionnel, à un joint capable de rotation autour d'un ou plusieurs axes. Le nombre de ddl d'une articulation correspond au nombre de rotations indépendantes permises entre les segments qu'elle relie».

du niveau de pronation/supination de l'avant-bras (Teulings, Thomassen, & Maarse, 1989).

Une large variété de formes graphiques de l'écriture cursive serait produite par la coordination de ces deux degrés de liberté biomécaniques suggérant que les mouvements du poignet et des doigts sont les axes principaux *ou composantes naturelles* des mouvements d'écriture. Leur influence sur l'écriture a été extensivement étudiée (Plamondon & Lamarche, 1986 ; Schomaker & Plamondon, 1990 ; Thomassen, Meulenbroek, & Lelivelt, 1994 ; Pick, & Teulings, 1983 ; Burton, Pick, Holmes, & Teulings, 1990 ; Maarse & Thomassen, 1983 ; Thomassen & Teulings, 1983). Certaines études se sont notamment attachées à étudier les liens entre les déplacements horizontaux et verticaux du stylo (composantes spatiales de la trace graphique) et les mouvements articulaires (composantes naturelles du système graphomoteur) lors de la production d'écriture.

### 1.1.2. Composantes naturelles et composantes spatiales de la trace graphique

Au début des années 80, de nombreux chercheurs ont suggéré que ces composantes naturelles pouvaient approximativement correspondre aux déplacements spatiaux du stylo lors la formation de trajectoire[2] en 2D. Les déplacements verticaux de la pointe du stylo seraient générés par les mouvements de flexion-extension des doigts alors que les déplacements horizontaux du stylo seraient générés par les mouvements d'abduction-adduction du poignet (Hollerbach, 1981 ; Dooijes, 1983 ; Bullock, Grossberg, & Mannes, 1993). Ces auteurs font une correspondance entre les composantes x et y des déplacements du stylo et les composantes biomécaniques qui génèrent les mouvements coordonnés d'écriture. Cependant, on peut se demander si ces composantes spatiales de la trajectoire du stylo correspondent aux mouvements des composantes biomécaniques mises en jeu lors de l'écriture.

Quelques auteurs (Dooijes, 1983; Maarse, Schomaker, & Thomassen, 1986; Plamondon & Lamarche, 1986 ; Dounskaïa, van Gemmert, & Stelmach, 2000 ; Meulenbroek, Thomassen, van Lieshout, & Swinnen, 1998 ; Thomassen & Meulenbroek, 1998) ont tenté de répondre à cette question. Dooijes (1983) et Dounskaïa *et al.* (2000) ont comparé les traces produites par les mouvements de flexion-extension des doigts seulement et d'abduction-adduction du poignet seulement. Ces études ont montré que ces composantes naturelles étaient toujours obliques par rapport à un repère cartésien et que l'angle entre les deux composantes biomécaniques, notées x' et y', était en moyenne de 70°. Dans la Figure 1-1, les

---

[2] Une trajectoire est une courbe décrite par un point en mouvement (ici le stylo), par rapport à un repère donné (Grand Larousse Universel, Tome 15, p 10349).

axes x et y correspondent aux déplacements horizontaux et verticaux du stylo respectivement, et les axes x' et y' correspondent aux déplacements des composantes naturelles du système graphomoteur. L'axe x' correspond aux mouvements d'abduction-adduction du poignet alors que l'axe y' correspond à la direction des traces produites par les mouvements de flexion-extension des doigts.

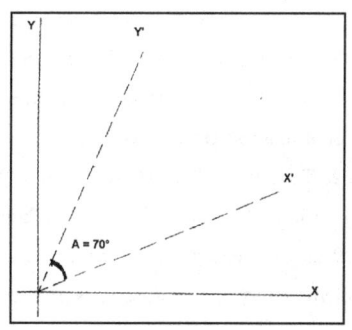

**Figure 1-1 :** Comparaison de cadre de référence : xy est un système cartésien orthogonal, y est parallèle à la ligne de base de l'écriture (axe horizontal); x'et y' correspondent aux composantes naturelles. La valeur de l'angle A est donnée à titre indicatif (adapté de Dooijes, 1983).

Cependant, peu d'études ont réellement investigué le lien entre les mouvements de la pointe du stylo et la coordination des composantes naturelles durant la production d'écriture cyclique. Van Emmerick et Newell (1989), Meulenbroek, Thomassen, Schillings, et Rosenbaum (1996), Thomassen et Meulenbroek (1998) font acte d'exceptions. Meulenbroek, Thomassen, van Lieshout, et Swinnen (1998) ont comparé la stabilité de la coordination entre les déplacements verticaux et horizontaux du stylo et avec celles des mouvements de flexion-extension des doigts et d'adduction-abduction du poignet lors de la production d'un cycloïde « e ». Ces résultats ont montré une forte correspondance entre les mouvements d'abduction-adduction du poignet et les déplacements horizontaux du stylo, qui peuvent donc être assimilables. Par contre, concernant la correspondance entre les mouvements de flexion–extension des doigts et les déplacements verticaux du stylo, les résultats étaient plus mitigés. Cette étude n'a ainsi confirmé que partiellement une correspondance entre les composantes spatiales de la trace graphique et les composantes naturelles du système doigts-poignet.

Toutefois, même si les axes réels des articulations impliquées dans les mouvements d'écriture ne sont pas complètement orthogonaux, certains auteurs ont montré qu'il y avait peu d'incidence d'une telle approximation sur la production de formes graphiques (Lelivelt,

8

Meulenbroek, & Thomassen, 1996). Meulenbroek et Thomassen (1993) ont comparé les caractéristiques des traces graphiques produites sur la base d'une approximation de l'orthogonalité des deux composantes naturelles (Hollerbach, 1981) ou sur un modèle prenant en compte la localisation exacte des ddl du poignet et des doigts générant la trace. Malgré quelques différences notables entre les deux modèles, il s'avère que le modèle d'Hollerbach (1981) offre une bonne approximation. Les composantes horizontales et verticales abstraites pourraient donc correspondre aux mouvements d'adduction-abduction du poignet et de flexion-extension des doigts (Lelivelt *et al.*, 1996). Malgré quelques divergences en terme d'angle relatif ou d'orthogonalité des composantes naturelles, la production de formes graphiques est le fruit de la coordination entre deux composantes x et y ou x' et y' comme l'illustre la Figure 1-1 (Pick & Teulings, 1983 ; Burton *et al.*, 1990 ; Maarse & Thomassen, 1983 ; Thomassen & Teulings, 1983). Toutefois, si les formes graphiques de l'écriture cursive sont majoritairement produites par la simple coordination de deux composantes rythmiques (x et y ou x' et y'), d'autres éléments interviennent dans la génération d'écriture.

### 1.1.3. Effet de la progression gauche-droite

La progression lente et uniforme de la gauche vers la droite, parallèlement à la ligne de base de l'écriture (axe horizontal), joue également un rôle dans la production d'écrire. Cette progression est principalement produite par la combinaison de l'extension du coude et l'exo rotation de l'épaule sur laquelle viennent se co-articuler les mouvements plus rapides du système doigts-poignet qui lui produit les lettres et les connexions entre les lettres. Cette translation de la gauche vers la droite permet aux individus de connecter les formes graphiques consécutives qui composent notre écriture (Thomassen, Meulenbroek, & Lelivelt, 1994).

Certains auteurs se sont interrogés sur le rôle et/ou l'influence de cette translation sur les formes graphiques produites. Les résultats au niveau de la littérature sont quelque peu disparates. D'un côté, Thomassen et Teulings (1983) et Maarse et Thomassen (1983) ont montré que l'interaction entre les composantes x et y et cette translation lente était complexe. Ils ont notamment constaté que la production d'une même forme avec la translation engendrait une diminution de la vitesse d'exécution imputable à l'addition de cette translation constante de la gauche vers la droite (Maarse *et al.*, 1986 ; Maarse & Thomassen, 1983). Des études plus récentes conduites par Thomassen, Meulenbroek, Schillings, et Steenbergen (1996) et par Thomassen, Meulenbroek, van Lieshout et Swinnen (1997) ont montré qu'il y

9

avait des variations en terme de phase relative entre les mouvements des doigts et du poignet lorsque cette translation était rajoutée. D'un autre côté, des études ont montré que lorsque l'on perturbait la progression de la gauche vers la droite, les caractéristiques spatiales, temporelles et de force des deux composantes x et y restaient constantes (Thomassen & Meulenbroek, 1998 ; Thomassen & Meulenbroek, 1993 ; Thomassen & Teulings, 1983). Cette progression ne serait pas complètement indépendante mais en interaction avec les mouvements du poignet et des doigts (Thomassen & Meulenbroek, 1993). Le rajout d'une translation horizontale n'affecterait que peu ou pas la forme graphique et son effet serait plus significatif sur l'écriture d'un mot long et d'une phrase. Cette composante est donc souvent vue comme un facteur additionnel qui peut être occulté dans une première analyse de la production d'écriture.

### 1.1.4. Autres composantes motrices de la production d'écriture

Afin d'être plus exhaustif, il faut également mentionner que la production de mots longs et de phrases est subordonnée à des levers de stylo qui permettent de sauter d'un mot à un autre à intervalles de temps plus ou moins réguliers. C'est en général à la fin d'un mot ou après l'écriture successive de 8-9 lettres que les individus lèvent le stylo et effectuent souvent un dépassement de la position du stylo pour l'écriture du mot suivant à produire. Ce dépassement a pour fonction de positionner le stylo afin d'écrire un maximum de lettres sans lever le stylo (Thomassen *et al.*, 1996). De plus, la pression du stylo, qui correspond à la composante de force exercée avec le stylo sur la surface de la feuille, est également impliquée dans l'acte d'écriture. Kao, Shek, et Lee (1983) ont montré que cette pression, mesurée dans la direction de l'axe du stylo, est régulière quelle que soit la trace produite. La variabilité de la pression a cependant tendance à augmenter progressivement au cours de l'écriture, les dernières traces étant toujours plus variables (Kao, 1983). Ces deux éléments, à savoir les levers de stylo ainsi que la pression du stylo, ne seront pas développés dans ce document, car ils ne font pas l'objet de notre étude.

En résumé, les mouvements d'écriture seraient principalement générés par la coordination de deux ddl biomécaniques du système doigts-poignet, qui peuvent être assimilés aux composantes spatiales de la trajectoire du stylo (x et y). De nombreuses études se sont alors centrées sur l'analyse des propriétés biomécaniques du système graphomoteur, leur implication et leur influence sur la qualité de l'écriture.

## *1.2. Coordination multi-articulaire et trace graphique*

### 1.2.1. Orientations préférentielles

Certaines études empiriques se sont attachées à analyser les propriétés intrinsèques de chaque composante du système graphomoteur (mouvements de flexion-extension des doigts et d'abduction-adduction du poignet) en terme de vitesse, d'amplitude, de direction et de formes produites. La variabilité, la durée et la précision des traits produits dépendraient ainsi des caractéristiques des mouvements des doigts et du poignet (Teulings, Thomassen, & Maarse, 1989). Les premières analyses ont montré que les mouvements des articulations du poignet et des doigts avaient des caractéristiques différentes (Teulings *et al.*, 1989). Le Tableau 1-1, adapté de Teulings (1996), répertorie les caractéristiques des traits produits en fonction des articulations impliquées dans leur production.

**Tableau 1-1** : Caractéristiques et propriétés des mouvements des doigts et du poignet impliqués dans la production de différentes traces (adapté de Teulings, 1996).

| Caractères | Articulations impliquées | | |
|---|---|---|---|
| | Poignet (abduction-adduction) | Poignet & doigts | Doigts (flexion-extension) |
| Direction (°) | +45 | intermédiaire | -45 |
| Durée préférée (ms) | 120 | intermédiaire | 160 |
| Taille préférée (mm) | 9 | intermédiaire | 6 |
| Degré de liberté | 1 | 3 | 2 |
| Précision de l'amplitude | 0.04 | >0.07 | 0.07 |
| Fitt's vitesse – précision (ms/bit) | 43 | | 26 |

Les mouvements du poignet, produisant des traits obliques vers la droite (+45°), sont plus précis et plus rapides que les mouvements des articulations des doigts qui produisent des traits obliques vers la gauche (-45°). Les mouvements d'aller–retour générés par la flexion-extension des doigts prennent environ 1.3 fois plus de temps et sont plus précis que ceux générés par l'articulation du poignet (Teulings *et al.*, 1989). Les mouvements dans les directions intermédiaires, impliquant la coordination des mouvements du poignet et des doigts, produisent des trajectoires moins précises que les mouvements purs des doigts ou du poignet. Les directions des mouvements du poignet et des doigts coïncident avec les directions des traits de longueur maximale et qui sont les plus précis (Teulings *et al.*, 1989). Si la qualité des traces produites diffère (précision, taille) en fonction de la composante qui

11

génère la trace (poignet seulement ou doigt seulement) et de leur mode de coordination (coordination poignet-doigts), alors en analysant toutes les formes graphiques produites, il devrait y avoir des disparités dans la performance. Des études plus exhaustives se sont attachées à analyser la production de l'ensemble des formes graphiques présentes dans l'écriture. Elles ont montré la présence *d'orientations préférentielles* correspondant à des modes de coordination préférentiels entre les composantes du système graphomoteur dans la production de traits, d'ellipses, de formes géométriques ou de mots (van Sommers, 1984 ; Thomassen & Tibosch, 1991 ; Meulenbreok & Thomassen, 1991 ; Thomassen & Meulenbroek, 1998 ; Dounskaïa *et al.,* 2000).

Van Sommers (1984) a analysé la distribution des directions des déplacements du stylo lors de l'écriture de lettres appartenant à différents systèmes d'écriture (i.e., hébreu, anglais, arabe, chinois) et lors de la production de formes géométriques et de traits simples dans l'ensemble des directions de l'espace x et y. Les résultats ont montré que les droitiers préféraient tracer des traits et des ellipses dans trois directions spatiales. La Figure 1-2B représente la fréquence de production libre des traits dans l'ensemble des directions de l'espace (360°). Plus les traits sur la figure sont longs, plus la direction est employée. Dans une représentation horaire, ces orientations préférentielles étaient présentes à 2h00, 5h00 et 7h30. Notons que ces directions préférentielles ont été retrouvées dans tous les systèmes d'écriture étudiés. Maarse et Thomassen (1983) et Maarse, Schomaker et Thomassen (1986) ont trouvé des résultats comparables. Les tracés dans les directions obliques étaient plus longs, d'une durée de tracé plus courte et donc exécutés avec une vitesse plus grande (cf. Figure 1-2A). A ces orientations obliques s'ajoutait une préférence à produire une trace dans le sens vertical vers le bas, et à l'horizontale vers la droite (Meulenbroek & Thomassen, 1991). De plus, les traits verticaux sont plus rapides et plus précis que les traits horizontaux. Enfin, il est important de noter que lorsque les participants devaient produire des traits ou des formes dans d'autres directions non-préférées, la performance était moins précise et plus instable, se manifestant notamment par la présence de tremblements (Thomassen, 1991) et les participants faisaient des erreurs systématiques en direction de l'orientation préférentielle la plus proche (Meulenbroek & Thomassen, 1991 ; Dounskaïa *et al.,* 2000). Non seulement les droitiers manifestaient des directions de mouvements préférées, qui étaient en proportion plus exploitées et précises, mais ces orientations influençaient également la production de l'ensemble des formes graphiques.

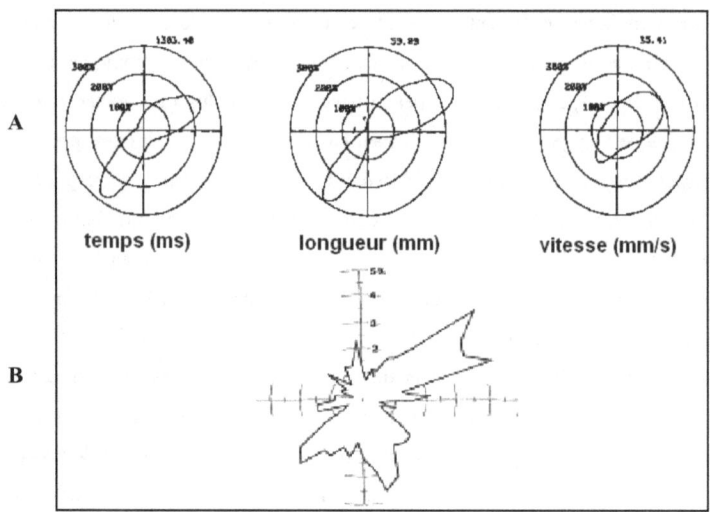

**Figure 1-2** : Illustration des orientations préférentielles chez des droitiers. Figure A : Distribution polaire des caractéristiques de vitesse, longueur et durée de production de traits en fonction de leur direction (adapté de Maarse *et al.*, 1989). Figure B : Orientations préférentielles dans le tracé libre de lignes de 2-4cm chez les droitiers (tiré de van Sommers, 1984).

### 1.2.2. Orientations préférentielles et composantes naturelles

L'analogie entre ces orientations préférentielles et les caractéristiques des composantes articulaires produisant les mouvements d'écriture a été rapidement faite (van Sommers, 1984 ; Meulenbroek *et al.*, 1998 ; Dounskaïa *et al.*, 2000). Ces orientations préférentielles correspondraient au couplage fonctionnel le plus économique des articulations mises en jeu dans l'écriture, à savoir les mouvements de flexion-extension des doigts et d'adduction-abduction du poignet (Teulings *et al.*, 1989). Les propriétés biomécaniques du système graphomoteur jouent un rôle important dans la qualité de la production graphique et seraient au moins en partie responsable de l'existence d'orientations préférentielles dans l'écriture qui influencent en retour l'efficience graphique. La Figure 1-3 offre une représentation anatomique simplifiée des articulations impliquées en fonction des directions de mouvement.

13

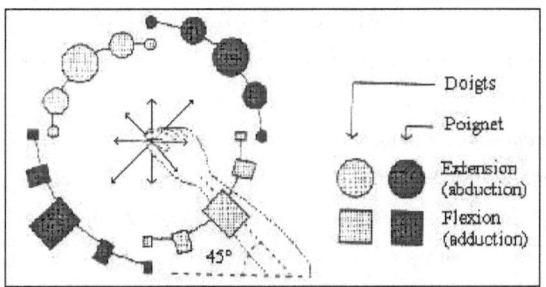

**Figure 1-3** : Modèle anatomique simplifié des directions de mouvements dans l'écriture et le dessin. Les cercles noirs représentent l'abduction du poignet et les rectangles noirs l'adduction du poignet. Les cercles gris représentent l'extension des doigts, les rectangles gris la flexion des doigts. La taille des cercles et des rectangles reflète le degré de contribution du système impliqué. Le chevauchement de deux cercles ou deux rectangles représente la coordination congruente (direction verticale) des mouvements des doigts et de la main, les chevauchements des cercles avec les rectangles représentent la coordination incongruente (direction horizontale) des mouvements des doigts et du poignet. La longueur des flèches partant du centre indique l'étendue du mouvement.

Des analyses en terme de degrés de liberté impliqués dans la production de différentes formes graphiques ont permis d'avoir des prédictions intéressantes concernant la précision des mouvements dans différentes directions de l'espace de la feuille (Meulenbroek & Thomassen, 1991 ; Dounskaïa *et al.*, 2000 ; van Sommers, 1984). Les mouvements qui suivent les lignes diagonales requièrent soit des mouvements de flexion-extension des doigts, soit des mouvements d'abduction-adduction du poignet. Les mouvements dans les directions intermédiaires requièrent le contrôle de l'ensemble des mouvements des doigts et de la main. Moins de degrés de liberté sont donc impliqués dans les directions obliques que dans les autres directions (Dounskaïa *et al.*, 2000). Dans cette perspective, Dounskaïa *et al.* (2000) ont non seulement confirmé que la production de traits et d'ellipses dans diverses orientations était dépendante du mode de coordination requis entre les mouvements des doigts et du poignet mais, ils ont montré que ces orientations préférentielles étaient accentuées et plus prégnantes avec une augmentation de la vitesse de mouvement. La Figure 1-4 illustre ce phénomène lors de la production d'un cercle. Lorsque les participants (adultes, personnes dysgraphiques et personnes âgées) devaient produire un cercle à une vitesse spontanée, ils le faisaient de façon précise. Cependant, lorsque la vitesse de mouvement était augmentée, le cercle se dégradait progressivement jusqu'à produire une ellipse inclinée vers la droite pour les droitiers, et vers la gauche pour les gauchers, correspondant à leur orientation préférentielle respective. Cette dégradation systématique était plus précoce, c'est-à-dire obtenue à une vitesse de mouvement plus lente, chez des personnes âgées ou bien ayant un trouble graphomoteur avéré. Les participants pouvaient produire des formes complexes de façon précise lorsque la contrainte de vitesse était faible. Lorsque la vitesse était augmentée, la dégradation de la performance s'orientait spontanément vers des formes correspondant aux orientations préférentielles impliquant une coordination des effecteurs la plus économique et la moins complexe en terme de ddl impliqués. Ce passage d'un cercle à une ellipse, en réponse à une augmentation de la fréquence de mouvement, était décrit par un changement de la valeur de la phase relative entre les mouvements de flexion-extension des doigts et d'adduction-abduction du poignet[3] passant de 70° (formation d'un cercle) à 50° (ellipse inclinée vers la droite). Seule la phase relative entre les composantes (x et y ou x' et y') permettait de rendre de compte du passage d'un cercle à une ellipse inclinée vers la droite parallèlement à une augmentation de la vitesse de mouvement. Si cette variable est une variable pertinente qui permet de distinguer la performance dans la production de différentes formes graphiques et leurs modifications en réponse à une augmentation de la fréquence de mouvement, on peut alors se demander pourquoi cette variable n'a pas encore été utilisée afin d'étudier l'ensemble des formes graphiques présentes dans l'écriture cursive.

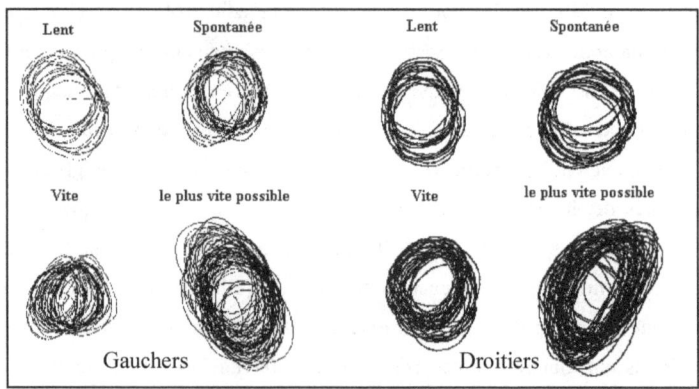

**Figure 1-4 :** Illustration de formes produites par des droitiers (à droite) et gauchers (à gauche) lors d'un essai en fonction de la vitesse de mouvement imposée (adapté de Dounskaïa *et al.,* 2000).

---

[3] Un cercle parfait dans le système de coordonnées orthogonales entre les déplacements du stylo x et y est de 90° de phase relative. Par contre, si on considère les composantes biomécaniques (qui ne sont pas complètement orthogonaux), la phase relative correspondant à la production d'un cercle coïncide avec l'angle entre l'orientation des mouvements du poignet et l'orientation des mouvements des doigts qui est en moyenne de 70° (Dooijes, 1983).

En résumé, la présence d'orientations préférentielles est indiscutable : elles correspondent à des tendances de coordination préférentielles entre les composantes principales (x et y ou x' et y') du système graphomoteur (Dounskaïa *et al., 2000)*. De plus, il semble qu'au regard des résultats que nous venons de présenter, les contraintes biomécaniques du système effecteur jouent un rôle prépondérant dans la qualité de l'écriture. Afin de tester l'hypothèse que ces orientations préférentielles ne sont imputables qu'au facteur biomécanique, certains auteurs, comme Dounskaïa *et al.* (2000) ou van Sommers (1984), ont analysé la performance de sujets gauchers (cf. plus loin), ou comparé la performance entre la main dominante et non dominante d'un même sujet. Comme nous le verrons ci-dessous, les résultats de ces différentes études ont montré que si les propriétés biomécaniques du système effecteur ont un rôle important dans la présence d'orientations préférentielles, d'autres facteurs, comme la latéralité, interviennent dans l'efficience graphique

### 1.2.3. Facteurs de variabilité des orientations préférentielles

Si les orientations préférentielles n'étaient imputables qu'aux propriétés biomécaniques du système effecteur, alors la structure biomécanique des gauchers entraînerait une orientation symétrique en miroir des préférences d'orientation dans la production de traits et d'ellipses par rapport aux orientations préférentielles des droitiers. Des études ont montré des différences visibles à la fois entre les droitiers et les gauchers (van Sommers, 1984), mais aussi pour différents effecteurs d'un même sujet (van Emmerick & Newell, 1989, 1990).

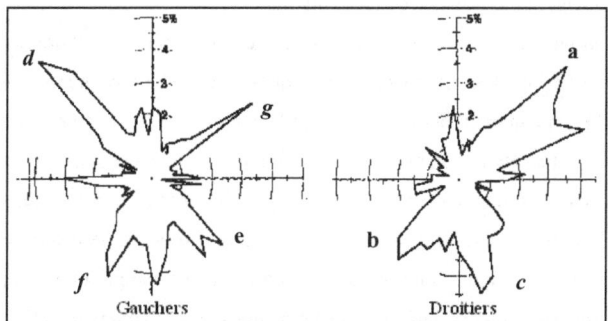

**Figure 1-5 :** Orientations préférentielles de droitiers et de gauchers (tiré de van Sommers, 1984).

La Figure 1-5 illustre la fréquence de production libre des traits dans l'ensemble des directions (360°) chez les droitiers et les gauchers. L'orientation préférentielle des droitiers

(a) correspond à l'orientation préférentielle des gauchers (d). Les traits dans les directions (a) et (d) sont tracés par les mouvements du poignet pour les droitiers et les gauchers, respectivement. Même si les directions principales des gauchers sont grossièrement l'image en miroir des directions préférentielles chez les droitiers, une orientation préférentielle supplémentaire (g) est présente chez les gauchers. Il est intéressant de noter que cette dernière correspond à l'orientation préférée des droitiers vers 2h00. La présence d'une orientation préférentielle supplémentaire chez les gauchers était interprétée comme inhérente aux contraintes imposées par l'écriture conventionnelle, comme l'inclinaison constante des lettres vers la droite (van Emmerick & Newell, 1990) ou bien au rôle de contraintes perceptives comme le cadre de la feuille ou la ligne de base horizontale (Meulenbroek & Thomassen, 1991).

Par ailleurs, Meulenbroek et Thomassen (1991) ont montré que lorsque des individus devaient produire des traits dans l'ensemble des directions de l'espace, les yeux fermés ou les yeux ouverts, ces orientations préférentielles étaient accentuées les yeux fermés. Les individus faisaient des erreurs systématiques plus importantes vers les directions obliques les yeux fermés qu'avec les yeux ouverts. L'hypothèse de ces auteurs est que ces directions obliques sont de forts candidats pour les axes principaux d'un point de vue moteur, alors que les directions orthogonales sont des axes perceptifs imposés par la tâche d'écriture (Meulenbroek & Thomassen, 1991). La performance serait le fruit d'un compromis entre les contraintes environnementales (tâches, perceptives..) et les contraintes biomécaniques du système effecteur (Thomassen, 1992). Cependant, les mécanismes et les principes qui lient ces contraintes sont encore méconnus à l'heure actuelle.

La connaissance des propriétés biomécaniques du système graphomoteur est capitale pour la compréhension des mécanismes impliqués dans l'écriture manuscrite et dans sa dégradation. Elle a notamment permis de réduire la complexité du système en terme de degrés de liberté nécessaires et suffisants pour produire les mouvements d'écriture. Dans cette perspective, si seuls les mouvements des articulations des doigts et du poignet sont suffisants pour générer l'écriture manuscrite dans l'espace de la feuille, le système nerveux central (SNC) n'aurait alors en charge que le contrôle de ces deux composantes. Cependant, cette première réduction de la complexité du système ne nous dit pas comment le SNC contrôle ces articulations afin de produire une trace spécifique de façon précise : est-ce que ces composantes sont contrôlées de façon indépendante et quels sont les paramètres que le SNC commande pour produire cette forme précise (e.g., position, vitesse, accélération) ?

17

Il reste que ces analyses ont révélé la présence de tendances de coordination préférentielles entre les composantes principales du système graphomoteur et par extension entre les composantes verticales et horizontales de la trace graphique. Ces tendances de coordination préférentielles semblent déterminer la précision et la variabilité de l'ensemble de la performance, ainsi que la direction de la dégradation des formes graphiques sous l'effet de contraintes comme la vitesse ou l'occlusion des yeux (Dounskaïa *et al.*, 2000). Comme nous allons le voir, il est alors étonnant de constater que ces caractéristiques n'aient pas été prises en compte par les modèles traditionnels de l'écriture comme un facteur crucial de la performance graphique. Ce fait est d'autant plus surprenant que le point clé des approches traditionnelles est justement de mettre en évidence la présence de régularités comportementales dans les mouvements d'écriture. Nous verrons en quoi, de notre point de vue, la présence de tendances préférentielles est critique dans la compréhension des mécanismes mis en jeu dans la production d'écriture.

## 2. Les modèles traditionnels de l'écriture

On peut distinguer deux grands types de modèles de l'écriture dans la littérature. Maarse (1987, cité dans Teulings, 1996) classait les modèles de l'écriture en modèles macroscopiques et microscopiques. Les modèles microscopiques, également appelés modèles computationnels[4] ou 'bottom-up' concernent les caractéristiques périphériques et biophysiques de la génération d'écriture (Maarse, van Galen, & Thomassen, 1989 ; Plamondon & Maarse, 1989 ; Grossberg & Paine, 2000, pour des revues complètes). La principale motivation de ces modèles est de décrire comment les traits et la concaténation de traits sont générés à partir des régularités motrices présentes dans les mouvements d'écriture et les contraintes biophysiques des systèmes effecteurs (Plamondon & Clément, 1991). Les modèles macroscopiques, également nommés modèles neurocognitifs ou 'top-down', ont pour but de décrire les processus cognitifs qui fournissent les buts moteurs et linguistiques pour la formation de trajectoire réelle (Margolin, 1984 ; Ellis, 1982, 1988 ; van Galen, 1991 ; Kellogg, 1996). Tous ces modèles de l'écriture ont tenté de répondre principalement à trois questions : 1) Quelle est la nature de la commande motrice et du contrôle moteur (e.g., temporelle, spatiale, dynamique)? 2) Dans une tâche comme l'écriture, les mouvements sont

---

[4] Les modèles computationnels donnent des descriptions quantitatives de l'ensemble des actions mécaniques des muscles et des commandes neuronales les activant. Ils peuvent être utilisés pour simuler ou explorer les implications des différentes hypothèses de contrôle qui peuvent être comparées aux observations expérimentales.

complexes et décomposables en unités d'action motrices (e.g. traits, lettres). La production de d'écriture met en jeu des séquences d'unités d'action motrices dont l'ordre varie en fonction de la tâche à accomplir. La question est alors de savoir quelle est l'unité de traitement et de segmentation de la trace ? 3) Comment se fait l'agencement spatio-temporel de ces unités d'action les unes par rapport aux autres pour former un mot ou une phrase ? Malgré certaines divergences conceptuelles et méthodologiques, ces approches traditionnelles du contrôle moteur partagent l'hypothèse commune de l'existence d'un programme moteur.

## NOTION DE PROGRAMME MOTEUR

La production d'un mouvement repose sur la notion de programme moteur qui correspond à une structure abstraite stockée dans une mémoire à long terme qui contient des codes capables d'être transformés en séquence d'actions motrices. La littérature offre différentes définitions du concept de programme moteur. Keele (1968) définissait le programme moteur comme une séquence de commande stockée qui est « structured before the movement begins and allow the entire sequence to be carried uninfluenced by peripheral feekback » (p. 387).

Viviani (1994) définit le programme moteur ainsi : « il s'agit d'une structure abstraite, stockée dans le cortex, correspondant à un geste particulier, qui spécifie les rapports topologiques et séquentiels entre ses composantes ; une fois sélectionnée, cette structure engendre une séquence de commandes, dont l'ordre préétabli n'est pas modifiable par les afférences sensorielles. Les déterminants métriques et temporels du geste, ainsi que les groupes musculaires impliqués dans son exécution, ne sont pas spécifiés explicitement par le programme. Celui-ci prévoit un ensemble de paramètres qualitatifs et quantitatifs qui, fixés au moment de l'exécution, déterminent les aspects spatio-temporels du geste et les synergies musculaires nécessaires, la fixation des paramètres étant assurée par des processus indépendants » (p785). Il y a une distinction entre les *aspects structuraux* du mouvement à produire qui sont assumés comme fixes, à savoir des invariants (e.g., le timing relatif), l'ordre des unités et la force relative, et les *paramètres* qui eux peuvent varier (e.g., la durée totale du mouvement ou les groupes de muscles sollicités) et sont spécifiés au moment de l'exécution motrice (Schmidt, 1975). Dès lors, si des invariants existent au niveau de la performance motrice, ils sont représentés dans le programme moteur. Le problème majeur est alors de découvrir les caractéristiques invariantes des mouvements ainsi que l'unité d'action motrice correspondante à la tâche à produire (ici l'écriture). Cependant, comme nous le verrons, cette nature invariante qui est à la base du programme moteur est encore débattue.

## 2.1. Modèles neurocognitifs ou macroscopiques de l'écriture

Le modèle cognitif le plus complet est celui de van Galen dont les transformations ont abouti à plusieurs versions (van Galen, 1980, 1990, 1991 ; van Galen & Teulings, 1983 ; van Galen, Teulings, & Sanders, 1994 ; van Galen & Weber, 1998). C'est un modèle dit neurocognitif, car il essaye d'expliquer l'ensemble des processus impliqués dans la production d'écriture entre l'intention d'écrire et l'action elle-même. S'inspirant du modèle de Ellis (1982), le modèle de van Galen (1991) intègre les processus orthographiques, sémantiques et moteurs impliqués dans l'écriture. Ce modèle repose sur l'hypothèse d'une prescription totale du mouvement par l'intermédiaire d'un programme moteur qui spécifie aux effecteurs les caractéristiques du mouvement à effectuer. Les recherches se sont principalement focalisées sur :

- La nature du programme moteur qui se traduit par des invariants spatiaux, temporels et spatio-temporels.

- La taille ou l'unité d'action motrice du programme moteur. Ce concept d'unité d'action dans les mouvements humains, adapté à l'analyse de l'écriture dans les années 60 (Eden, 1962), est primordial dans des actions composées d'un enchaînement de mouvements complexes. La question est de savoir si la partition composant le programme moteur correspond à la production d'un mot entier ou bien à la formation d'un trait ou d'une lettre.

- Les différentes étapes de traitement de la programmation motrice.

### 2.1.1. Nature du programme moteur

L'invariance est définie comme la persistance de traits remarquables du mouvement et de leurs relations dans le temps et/ou l'espace en dépit de larges variations de paramètres globaux comme la taille, la vitesse ou la force développée (Viviani & Laissard, 1991).

L'écriture cursive est plutôt irrégulière, impliquant pour le lecteur des difficultés de segmentation et de reconnaissance (Schomaker & Teulings, 1990 ; Teulings & Schomaker, 1992). Non seulement les individus ont des styles différents, mais un même individu produit également des lettres de façon différente. De plus, différents contextes ou conditions entraînent des variations en terme de taille, de durée des traits (Thomassen & Schomaker, 1986) ou dans le choix des allographes[5] qui dépendent de la vitesse de mouvement et de sa

---

[5] Allographes : Les différentes formes d'un graphème sont nommées *allographes*. Un allographe correspond à une variante possible d'un même graphème. Par exemple, un « s » majuscule ou minuscule ou bien l'écriture en script ou lié. Un graphème correspond à une lettre sans détail (e.g., une capitale ou une minuscule), sans forme spécifique.

position dans le mot (Wing, Nimmo Smith, & Eldridge, 1983 ; van der Plaats & van Galen, 1991). En dépit de cette variabilité inter et intra-individuelle, un certain nombre de régularités ressortent. La méthode qui a été adoptée a été de trouver les paramètres (e.g., cinématiques, temporels ou spatiaux) de la trajectoire en 2D qui sont les plus réguliers dans les mouvements d'écriture en dépit des contextes variés et variables dans lesquels un individu écrit (Teulings & Schomaker, 1993 ; Teulings, Thomassen, & van Galen, 1986). Par exemple, si un caractère spécifique d'une lettre ou d'un trait reste constant à travers de multiples réplications, il est raisonnable de penser que ce caractère est lié à un paramètre stocké au niveau central. Les caractères qui sont les plus invariants correspondent à une représentation de haut niveau par rapport aux caractères plus bruités et variables (Teulings & Schomaker, 1993). Les recherches sur le contrôle moteur des gestes graphiques ont mis à jour des régularités dans les mouvements d'écriture que l'on pourrait classer en trois catégories : temporelles, spatiales et spatio-temporelles.

### 2.1.1.1. Invariants temporels et spatio-temporels

- *Principe d'isochronie*

Le principe d'isochronie correspond à une tendance à maintenir constante la durée d'exécution d'un mot en dépit des variations de taille ou de longueur : il n'y a pas d'effet de la taille d'écriture sur le temps d'écriture. Ceci implique une covariation entre longueur-vitesse qui a été retrouvée dans l'écriture (Hollerbach, 1981 ; Viviani & Terzuolo, 1980, 1983). Plus le chemin est long, plus la vitesse est importante, la vitesse moyenne pour tracer des lettres est ajustée en fonction de la longueur du chemin à parcourir. L'isochronie est définie telle que :

$$D = kL^{\alpha} \qquad 1.01$$

où D est la durée, k un paramètre constant et L la longueur. L'isochronie est respectée quand $\alpha$ est égal à 0 ou tend vers 0. Ce principe a également été retrouvé lors de mouvements périodiques simples, comme lors d'une tâche de traçage de cercle de façon répétée (Viviani & McCollum, 1983). Dans ce cas, l'isochronie s'exprime par une relation entre la vitesse moyenne d'exécution V qui est une fonction croissante du rayon R du cercle. Cette relation implique que la durée T d'un cycle de mouvement varie très peu entre le plus petit et le plus grand cercle que l'on peut tracer confortablement. Alors que certaines études vont dans le sens d'une isochronie dans l'écriture (Stelmach & Teulings, 1983), d'autres études vont à l'encontre de cette régularité temporelle. Ces études ont notamment montré que le principe d'isochronie n'était retrouvé que dans des variations limitées de la taille d'écriture (Wright, 1990, 1993 ; Wing, 1980 ; Greer & Green, 1983 ; Thomassen & Teulings, 1985).

Théoriquement, les éléments composants le programme moteur doivent rester fixes au travers de multiples contraintes (e.g., taille). Puisque cette régularité temporelle varie en fonction du contexte dans lequel les sujets doivent produire la tâche, l'isochronie est vue comme une tendance à maintenir la durée de mouvement constante malgré des modifications de la taille du mot à écrire et non comme un invariant composant le programme moteur.

- *Invariant spatio-temporel*

Tout tracé curviligne, en particulier une lettre, peut être décomposé en parties dont chacune possède un rayon de courbure propre et est dessinée à une certaine vitesse tangentielle. L'analyse des mouvements d'écriture et de dessin a montré que la vitesse augmentait dans les parties les moins courbées de la trace et diminuait dans les parties les plus courbées. Malgré la variété de possibilités de moduler la vitesse d'exécution d'une lettre ou d'un trait, tous respectent une règle simple liant la vitesse tangentielle et le rayon de courbure de la trace suivant une loi de puissance de 2/3 (Viviani & Terzuolo, 1982 ; Viviani, 1986 ; Viviani & Flash, 1995). Cette covariation entre courbure et vitesse a été extensivement étudiée à la fois dans la production de mouvements périodiques (ellipses) et apériodiques (Viviani & Cenzato, 1985; Lacquiniti, Terzuolo, & Viviani, 1983 ; Viviani & Stucchi, 1992). Elle a donné lieu à une modélisation mathématique, telle que :

$$V(t) = kR(t)^{\beta} \qquad 1.02$$

où V est la vitesse tangentielle, R le rayon de courbure et k une constante appelée gain de vitesse. Il a été montré que la valeur de l'exposant $\beta$ était constante et fixée à une valeur de 1/3. La force de cette relation a été de montrer que la valeur de cet exposant $\beta$ pouvait être retrouvée dans des conditions variées d'exécution (e.g., différentes amplitudes du mouvement, voir Viviani & Flash, 1995, pour une revue). Ces auteurs ont alors postulé que cet invariant reflétait la planification et la programmation du mouvement en référence à une représentation interne de la trajectoire entière du mouvement à produire (ce concept de représentation interne de Viviani peut être rapproché du concept de programme moteur[6], cf. Viviani & Flash, 1995).

Cependant, des études ont montré que la valeur de l'exposant $\beta$ ne restait pas invariante sous certaines conditions, comme lors de la production de formes composées de

---

[6] Pour Viviani, une représentation centrale suppose que le système de contrôle dispose d'un plan spatial avant même le début du mouvement, ce qui rejoint l'hypothèse du concept de programme moteur.

traits de différentes tailles (Thomassen & Teulings, 1983; Teulings *et al.,* 1986) ou lors de la production de formes composées de plusieurs traits avec des points de discontinuité (Teulings *et al.,* 1986; Plamondon & Guerfali, 1998). Dans le dessin d'ellipses par exemple, la valeur de l'exposant β varie en fonction de l'âge, augmentant au cours du développement pour atteindre la valeur 1/3 vers 12 ans (Viviani & Schneider, 1991).

### 2.1.1.2. Les homothéties

• *Homothétie temporelle*

L'écriture cursive peut être décomposée en traits de base ou unités d'action reposant sur des critères géométriques (e.g., points de rebroussement) ou sur des critères cinématiques (e.g., minima de vitesse). Si l'on découpe les lettres en terme de traits vers le haut et vers le bas, on peut montrer que lorsque les participants doivent produire un mot à différentes tailles ou vitesses, la durée relative de chaque trait est proportionnelle à la durée totale de la production. L'écriture d'un même mot à des vitesses différentes révèle un changement de la durée d'écriture de chaque partie du mot proportionnelle à la durée d'écriture totale de ce mot. Comme dans d'autres mouvements complexes, composés de plusieurs sous mouvements, les mouvements d'écriture possèderaient une structure temporelle invariante identifiable. Cette structure temporelle invariante est appelée phasing relatif (Schmidt, 1988), homothétie temporelle ou encore timing relatif par Viviani et Terzuolo (1980). Même si certains auteurs apportent des résultats compatibles avec le principe de timing relatif dans les mouvements d'écriture (Viviani & Terzuolo, 1980 ; Hollerbach, 1981), celui-ci n'a pas été retrouvé par d'autres auteurs (Wing, 1978). Wann et Nimmo-Smith (1990) ont notamment montré que les observations concernant cette homothétie temporelle révélaient que trop de paramètres affectaient les durées de mouvement pour qu'ils composent le programme moteur (Teulings *et al.,* 1986). Si l'invariance dans les rapports temporels est retrouvée dans les mouvements d'écriture sous certaines conditions, cette structure temporelle invariante ne couvre pas toutes les conditions d'écriture (voir Viviani, 1994, pour une revue).

• **Homothétie spatiale et équivalence motrice**

L'idée d'homothétie spatiale dans l'écriture provient d'observations anciennes concernant le maintien de la forme générale de l'écriture sur différents supports (tableau ou feuille de papier) ou à l'aide de différents effecteurs (Merton, 1972 ; Raibert, 1977). Bernstein (1967) a montré que la forme globale de l'écriture, reconnaissable sans équivoque comme notre propre écriture, était maintenue même lorsque nous écrivons avec des segments corporels aussi incongrus que la bouche, le pied ou le coude. Cette capacité à maintenir constants les rapports géométriques en dépit d'une variation de la taille des lettres a été nommée homothétie spatiale (Viviani & Terzuolo, 1980, 1983).

A une échelle différente, ces rapports géométriques constants peuvent donc également être préservés en dépit de l'utilisation de différents effecteurs, on parle d'équivalence motrice (Bernstein, 1967). La Figure 1-6 illustre le phénomène d'équivalence motrice lors de la production du mot "coordination" en russe par N. Bernstein avec différents effecteurs. La présence d'un tel phénomène constituerait la preuve d'une représentation abstraite de la forme des lettres à écrire. Cependant, ce phénomène d'équivalence motrice a souvent été décrit comme un « motor myth » dû à un manque clair de mesure quantitative objective dans la littérature, souligné notamment par Wann et Nimmo-Smith (1990).

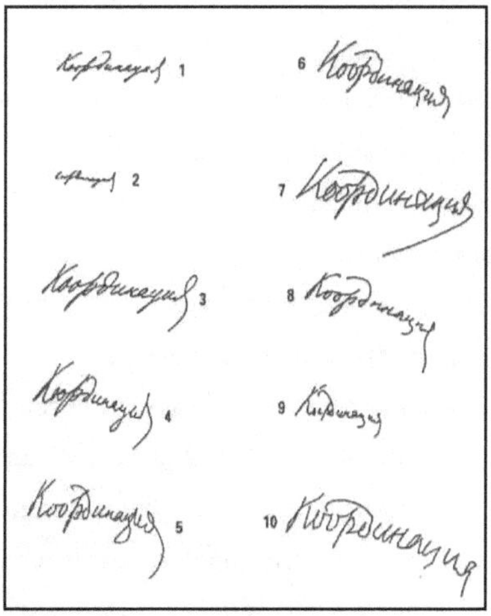

Figure 1-6 : Mot russe écrit par stylo avec les doigts taille normale; 2 : bloquant les doigts stylo au-dessus du (5), à l'épaule (6), au droit (7), en serrant le (8), en le tenant avec attaché au gros orteil (d'après Bernstein, 1967). « coordination » en Bernstein en tenant le de la main droite (1 : petite taille), en (3), en attachant le poignet (4), au coude gros orteil du pied stylo entre les dents la main gauche (9), du pied gauche (10)

Grâce à l'arrivée des tablettes digitalisantes, des méthodes ont été développées afin de mesurer les caractéristiques spatiales des trajectoires. Les recherches menées dans les années 80 et 90 ont confirmé l'idée que la forme globale de l'écriture restait similaire à travers les différents effecteurs et les différents groupes d'effecteurs. Cependant, des analyses cinématiques ont révélé que certaines caractéristiques spatiales de la trajectoire, supposées invariantes, n'étaient pas retrouvées dans certaines conditions.

Wright (1990) a effectué une analyse quantitative des similarités en comparant les traces écrites en fonction de leur taille, de la main employée et de la présence ou non d'informations visuelles. Il a retrouvé une invariance globale de la forme des traces mais l'utilisation de la main non dominante entraînait des violations significatives du principe homothétique associées à la disparition d'un trait graphique (boucle).

Castiello et Stelmach (1993) ont eux souligné l'effet de la pratique sur les caractéristiques spatiales de la forme globale. Ils ont analysé le cas d'un sujet gaucher qui avait appris à écrire avec sa main droite après avoir perdu son bras gauche suite à un accident. Ce même sujet avait pu réécrire avec sa main gauche grâce à la pause d'un bras myoélectrique. Dans cette expérience, ce sujet devait écrire son nom et une équation en utilisant sa main gauche (bras myoélectrique), sa main droite et son coude gauche (stylo attaché). Cette tâche a également été effectuée par un sujet gaucher contrôle. Les analyses cinématiques des mouvements d'écriture ont révélé une surprenante similarité entre les trois effecteurs testés pour le sujet gaucher ayant appris à écrire avec la main droite. A l'opposé, des différences significatives entre les deux mains du sujet contrôle étaient notées au niveau de la taille, mais surtout de la trajectoire elle-même (e.g., courbure, angle). La pratique de l'écriture avec l'effecteur non dominant aurait permis d'aboutir à une performance similaire entre les deux effecteurs. Selon ces auteurs, la pratique aboutirait à une capacité généralisée à produire des patrons d'écriture invariants indépendamment de l'effecteur. Les différences entre les groupes d'effecteurs seraient attribuables à une pratique insuffisante.

Enfin, certaines études ont également montré que cette homothétie spatiale n'était pas retrouvée lors de variations de la vitesse de mouvement. Des modifications dans la forme de la trajectoire sous l'effet d'une contrainte de vitesse ont été retrouvées à plusieurs reprises (Wright, 1993 ; Wann & Nimmo-Smith, 1990 ; Rogers & Found, 1996). Ces auteurs ont observé à la fois une modification de la courbure de la trajectoire qui devenait significativement de moins en moins courbe, parallèlement à une augmentation de la vitesse ainsi qu'une modification du rapport relatif entre les composantes verticales et horizontales. De plus, Rogers et Found (1996) ont observé que l'ampleur de ces modifications variait en fonction de la forme produite (g vs b ; b vs o).

Si ces résultats ne remettent pas en question la présence d'une homothétie spatiale dans l'écriture, ces analyses ont montré que, comme toutes les régularités comportementales présentées précédemment (e.g., isochronie temporelle..), sous l'effet de certaines contraintes ou contexte de production (e.g., main non dominante, vitesse de mouvement trop importante, manque de pratique…), cet invariant n'était plus retrouvé.

A l'heure actuelle, deux types d'information composeraient le programme moteur : les invariants spatiaux, à savoir la forme de la lettre à produire, en terme de taille relative, d'orientation et de courbure des traits qui caractérisent la lettre (Teulings, *et al.*, 1986 ; Teulings & Schomaker, 1993 ; van Galen & Weber, 1998 ; Roger & Found, 1996) ainsi que l'ordre dans lequel les unités d'action doivent être exécutées A un niveau plus bas, des impulsions de force appropriées seraient générées en fonction du contexte biophysique en temps réel.

Comme par définition la structure du programme moteur ne doit pas varier en fonction de modifications internes ou externes de l'environnement, certains auteurs ont avancé différentes hypothèses afin d'expliquer que des caractères composant le programme moteur puissent varier en fonction de l'effecteur utilisé (Wright, 1990, 1993 ; Phillips *et al.*, 1999), de la pratique (Castiello & Stelmach, 1993) ou encore être influencés par la forme et la taille des lettres adjacentes à la lettre produite (Thomassen & Schomaker, 1986). Pour Wright (1993), ces variations dans les informations contenues dans le programme moteur pourraient être imputables aux contraintes biomécaniques des effecteurs. Pour d'autres auteurs, comme Castiello et Stelmach (1993), ces résultats suggèreraient la possibilité que certains paramètres du programme moteur puissent être plus invariants ou encore la possibilité que différents effecteurs puissent être servis par différents programmes moteurs. Ces suppositions manquent de supports empiriques et tendent à montrer que les variations dans le contenu du programme moteur sont difficilement intégrables dans une approche où celui-ci est défini comme fixe pour des variations de paramètres externes.

### 2.1.2. Taille de l'unité de base du programme moteur

Les mouvements complexes comme l'écriture suggèrent l'existence d'unités de base ou sous-mouvements qui pourraient correspondre à des programmes distincts comme le trait, la lettre ou des groupes de lettres. Jusqu'à présent, rien dans la définition du programme moteur ne précise la taille de cette unité de base, ni comment le SNC reconnaît le début et la fin de chaque unité. Cette approche du contrôle moteur a tenté de déterminer l'unité de segmentation de la trace qui compose le programme moteur. Une propriété des programmes moteurs est de pouvoir être agencés de façon ordonnée pour produire des mouvements plus complexes composés de plusieurs programmes moteurs. Le raisonnement est que, si l'unité de segmentation de la trace est la lettre, alors la production d'un mot correspondrait à l'enchaînement de plusieurs programmes moteurs et chaque unité de base (lettre) devrait préserver les caractéristiques qu'elle tient du programme moteur (e.g., structure invariante) quel que soit le contexte dans lequel elle est produite (e.g., vitesse, pratique).

Les analyses cinématiques de la trajectoire permettent d'inférer comment les gestes complexes impliqués dans l'écriture d'un mot sont segmentés en unités de base. La méthode principalement utilisée dans cette approche pour extraire cette unité de programmation est basée sur le modèle du temps de récupération des unités d'action de Sternberg, Monsell, Knoll, et Wright (1978). Le principe est que si le temps de réaction (TR), considéré comme le temps de sélection du programme moteur est affecté par l'addition d'une lettre, alors l'unité de programmation serait la lettre. Techniquement parlant, il aurait été simple que l'unité de segmentation de l'écriture soit, comme c'est le cas habituellement, le trait balistique défini comme la trajectoire comprise entre les minima successifs de la vitesse absolue (Stelmach & Teulings, 1983). Malheureusement, tel n'est pas le cas. Certains auteurs réfutent l'idée que le trait forme l'unité de segmentation du programme moteur, parce que cette unité est trop sensible à des modifications de contraintes et de situations (Hulstijn & van Galen, 1988 ; Teulings, Mullins, & Stelmach, 1986 ; Wing, 1978).

Chez l'adulte, la plupart des travaux ont rapporté des résultats allant dans le sens que l'unité du programme moteur était la lettre complète ou l'allographe (van Mier & Hulsjin, 1993). En utilisant la méthode des TR additifs, Hulstijn et van Galen (1983) et Teulings, Thomassen et van Galen (1983) ont montré qu'une lettre complète additionnée à une séquence de lettres augmentait le temps mis par les participants pour initier le processus de production. Une autre observation supportant l'idée qu'une lettre compose une unité provient de Meulenbroek et van Galen (1989). Ils ont trouvé que les traits de connexion et les traits formant les lettres étaient toujours différents. Les traits de connexion étaient systématiquement tracés avec une durée et une taille plus longue et étaient plus bruités. Le bruit était exprimé par le nombre, la fréquence et une densité de dysfluence (e.g., pause) plus importante ainsi qu'une fréquence de mouvement relativement plus élevée de chaque composante du mouvement (x et y). Cette différence entre les traits formant les lettres et les traits de connexion constituerait un indice supplémentaire que l'unité de segmentation serait l'allographe (Meulenbroek & van Galen, 1989 ; Burton, Pick, & Holmes, 1990 ; Sassoon, Nimmo-Smith, & Wing, 1989). Cependant, si les traits de connexions n'appartiennent pas au programme moteur, on peut se poser la question de leur statut.

De plus, de nombreuses études ont montré que l'unité de segmentation pouvait varier en fonction de certaines conditions. D'une part, la taille de l'unité de segmentation peut varier en fonction de la pratique (Hulstijn & van Galen, 1988). Les enfants passeraient ainsi d'une programmation trait par trait, à une programmation lettre par lettre, voire des unités de taille plus importante (Lambert & Espéret, 1996). D'autre part, l'unité de segmentation varie également en fonction de la vitesse de mouvement (Wing, Nimmo-Smith, & Edridge, 1983 ; van der Plaats & van Galen, 1991) ainsi que du contexte dans lequel la lettre est produite (e.g., position dans le mot). Ce découpage en unité de base qui varie en fonction de la vitesse d'exécution et du degré d'automatisation du geste (Greer & Green, 1983) pose des problèmes théoriques. Cette nature illusoire de la production d'unité de base a amené certains auteurs à conclure "there is no one, single unit of programming of handwriting; instead, the production unit may depend upon the form of the output" (van Galen, 1991, p. 31). Des conclusions définitives concernant la segmentation de l'écriture en unités de base sont à l'heure actuelle difficiles à établir.

### 2.1.3. Etapes de traitement de l'information

Le modèle de van Galen (1991) intègre la présence de plusieurs étapes de traitement dans la production d'écriture, allant du niveau central au niveau périphérique où l'exécution de la réponse motrice est effectuée. Ce modèle repose sur 5 postulats généraux :

• La production d'écriture résulte de processus multiples qui traitent chacun une partie spécifique du message : phonologique, sémantique et moteur.

• L'organisation de ces traitements est hiérarchique (top-down) : l'action motrice est complètement contrôlée par le système nerveux central (SNC).

• Les unités traitées par ces diverses composantes varient de taille en fonction de leur niveau dans la hiérarchie : plus les traitements sont périphériques, plus la taille de l'unité diminue.

• Toutes les composantes sont impliquées simultanément dans la production d'écriture, les composantes les plus élevées au niveau central traitent des aspects de la commande motrice les plus avancés dans le temps.

• Des buffers (stocks en mémoire) entre chaque niveau permettent de gérer les différences dans le traitement temporel des diverses composantes.

Pour des raisons de concision, nous considérerons ici uniquement les étapes afférentes à la programmation motrice. Selon van Galen et Teuling (1983), trois étapes indépendantes entreraient dans la programmation motrice : la détermination de la forme de la lettre correspondant à la récupération du programme moteur stocké en mémoire, la phase de paramétrisation du programme moteur sélectionné et l'initiation du mouvement. Ces trois étapes sont inférées à partir de l'analyse du temps de réaction représentant la somme des durées nécessaires pour chaque étape de la programmation motrice. La méthode qui a été utilisée pour tester la présence de ces trois étapes de traitement indépendantes correspond à la méthode des facteurs additifs ou MFA de Sternberg[7] (1969). Cette méthode part du principe que si l'on fait varier trois variables dont chacune est susceptible de modifier l'une des étapes de traitement de façon indépendante, alors on devrait s'attendre à une modification des temps de réaction en fonction des variables manipulées. Van Galen et Teulings (1983) ont fait produire la lettre 'h' en faisant varier : le sens de la lettre relié à *l'étape de rappel d'un programme moteur* stocké en mémoire, identique pour les deux conditions mais dont la familiarité diffère ; la taille globale de la lettre qui serait reliée à *l'étape de paramétrisation ;* et l'orientation de la lettre qui amènerait à l'activation de l'unité motrice la plus appropriée à la tâche. Elle correspondrait au processus d'initiation musculaire dépendant des contraintes anatomiques dans une tâche donnée (orientation). Les résultats ont montré que le TR pour écrire une lettre « h » était séquentiellement augmenté lorsque l'exécution du patron était renversée (récupération d'un programme moteur), la taille de la lettre augmentée (paramétrisation du programme moteur sélectionné) et lorsque l'angle relatif des traits verticaux par rapport à la ligne de base de l'écriture était changé (facteur anatomique dans l'initiation motrice). Ces résultats, confirmés par Meulenbroek et van Galen (1988), indiqueraient la présence de trois étapes de traitement aboutissant à la production d'écriture. Teulings (1996) résume le contenu de chaque étape ainsi que les opérations liant chacune d'entre elles de la manière suivante :

- *Niveau des patrons moteurs graphiques : rappel du programme moteur*

Dans le modèle de l'écriture de van Galen (1991), le patron moteur graphique serait un *programme moteur spécifique* à un allographe ou une lettre. Ce programme moteur serait de nature spatiale et il spécifierait la forme de l'allographe à savoir le nombre, la forme, l'ordre

---

[7] Cette méthode postule une influence sélective de différents facteurs qui sont sensés appartenir à différentes étapes dans le traitement de l'information. La logique de base de MFA est la suivante : si deux facteurs influencent sélectivement deux étapes distinctes du traitement de l'information (e.g., étape paramétrisation et initiation motrice) alors les effets de ses facteurs sur le TR sont additifs. Si deux facteurs influencent sélectivement au moins une étape en commun alors leurs effets sur le TR sont en interaction surraditive. Par exemple, avant d'arriver à l'initiation motrice, le facteur appartenant à cette dernière étape du traitement de l'information va passer par les étapes précédentes et donc augmenter le TR total.

et la taille relative des traits qui composent la forme désirée mais pas la taille absolue (Wing, 1980). L'unité de base du programme moteur n'est pas fixe, elle varie notamment en fonction de la pratique, du contexte et de la complexité de la tâche (Hulstjin & van Galen, 1988). Le programme moteur sélectionné est ensuite stocké dans le buffer du patron moteur graphique à court terme attendant la paramétrisation du mouvement.

- *Phase de paramétrisation*

La phase de paramétrisation est indépendante des muscles et spécifie la position des points de départ, la taille absolue, la vitesse et la force nécessaire pour produire le code du patron moteur abstrait sélectionné.

- *Phase d'initiation motrice*

Cette dernière étape correspond à l'initiation motrice qui recrute les unités motrices et les muscles nécessaires à l'action désirée. Ces paramètres sont spécifiques des muscles et correspondent à l'orientation de la ligne de base et à l'inclinaison de l'écriture. Van Galen et Teulings (1983) motivent la présence de ce dernier module par le fait que les mouvements d'écriture sont organisés en terme de coordination de deux systèmes musculaires. Chaque système musculaire serait responsable des mouvements dans différentes orientations. Un changement dans l'inclinaison induirait un changement dans la coordination de ces deux systèmes articulaires. La production de formes impliquant uniquement une modification de la coordination entre les deux composantes naturelles du système effecteur (orientation spatiale) partagerait le même programme moteur. Enfin, selon le type de mouvement (lent ou rapide), l'exécution motrice peut se faire soit en boucle ouverte, c'est-à-dire sans prise en compte des rétroactions sensorielles, soit en boucle fermée, c'est-à-dire en corrigeant si nécessaire le mouvement au cours de son déroulement, sur la base d'un message d'erreur calculé à partir de réafférences sensorielles. Même si l'écriture tire un bénéfice de la disponibilité du feed-back visuel (van Doorn & Keuss, 1993 ; van Galen *et al.,* 1989) notamment pour préserver l'alignement des mots sur une ligne horizontale (Smyth & Silvers, 1987), chez l'adulte, les feed-back visuels et kinesthésiques seraient trop lents pour être effectifs pendant la production, car la vitesse de mouvement est trop rapide (Teulings & Schomaker, 1993).

BILAN

Le modèle de l'écriture de van Galen (1991) est le plus complet à l'heure actuelle, car il intègre des processus qui vont de l'intention d'écrire un mot ou une phrase jusqu'à la production motrice elle-même. De plus, ces études ont permis d'enrichir les connaissances empiriques concernant l'organisation spatio-temporelle des mouvements d'écriture, surtout lorsqu'ils sont soumis à peu de contraintes. Certaines limitations théoriques et méthodologiques peuvent toutefois être soulignées.

Premièrement, la taille de l'unité de base de la trace ainsi que les étapes de traitement de la programmation motrice reposent sur l'hypothèse que le système impliqué dans la production motrice est linéaire (méthode des facteurs additifs), c'est-à-dire qu'il y a une correspondance entre chaque commande d'entrée et son expression de sortie. Par exemple, si plusieurs entrées (modifications de la taille) sont appliquées simultanément, leur effet total est le même. Il y aurait une superposition des effets individuels agissant à chaque entrée séparément. Ce principe est difficilement applicable dans le domaine de la motricité humaine, puisque l'ensemble des éléments du système est non seulement de nature différente (e.g., neurologiques, musculaires), mais que ces éléments entretiennent également des interactions entre eux, ainsi qu'avec le milieu dans lequel ils évoluent. Il semble donc difficile de connaître la provenance des modifications observées à la sortie. Les trois étapes de traitement de l'information sont donc difficilement testables, puisque la présence et le contenu de celles-ci sont inférés à partir d'observations du comportement de sortie.

Deuxièmement, le point clé de cette théorie est la notion d'invariance et le concept de programme moteur. Cette invariance comportementale correspond à une structure spatio-temporelle du mouvement qui reste stable et fixe indépendamment des conditions dans lesquelles le mouvement est produit (e.g., taille, vitesse). Les invariants comportementaux sont des caractéristiques inhérentes aux mouvements d'écriture et leur présence est indiscutable. Cependant, il n'y a pas de preuve tangible nous montrant que ces invariants sont le fruit d'une instanciation centrale de plus haut niveau. La présence de régularités temporelles, spatiales et spatio-temporelles observées dans les mouvements d'écriture ne signifie pas nécessairement qu'elles sont spécifiées dans un programme moteur. Ces régularités comportementales peuvent tout simplement être le fruit de l'auto-organisation cohérente et *spontanée* des éléments du système neuro-musculo-squelettique en fonction des contraintes de la tâche à produire, comme il a été montré dans de nombreuses tâches de coordination motrice (Kelso, 1995 ; pour une revue, cf. Chapitre2).

Troisièmement, si l'on accepte que la présence de régularités comportementales est le fruit d'une instruction du SNC, ces régularités devraient théoriquement être retrouvées indépendamment du contexte dans lequel la production graphique est effectuée. Bien que l'étendue des variations expérimentales dans laquelle certains invariants sont retrouvés semble importante, quel que soit l'invariant considéré (e.g., isochronie temporelle, loi de puissance 2/3, timing relatif, homothétie spatiale), ils ne sont pas retrouvés dans certaines conditions. Ces différences en réponse à une modification de contraintes (e.g., vitesse, taille) ou de condition d'exécution (e.g., main dominante, non dominante) remettent en question les bases théoriques sur lesquelles ces invariants sont fondés. Par conséquent, si ces invariants ne sont pas la conséquence d'une instruction centrale sous forme de programme moteur, on peut s'interroger sur leur origine. Nous pouvons également nous demander en quoi ce concept d'invariance a amélioré notre compréhension sur la capacité d'adaptation du SNC aux contraintes environnementales diverses. En effet, cette approche ne nous dit rien sur les processus et les mécanismes qui amènent les individus à modifier et à changer la structure spatio-temporelle des mouvements en fonction des contraintes internes et/ou externes dans lesquelles l'écriture est produite. Lorsque cette structure invariante n'est plus retrouvée, cette approche ne nous permet pas de connaître la nouvelle structure spatio-temporelle du mouvement adoptée par les individus et en quoi elle diffère de la structure invariante précédemment en place.

Quatrièmement, une autre limite importante de ce modèle concerne l'unité de segmentation de la trace, ainsi que le passage d'une unité à une autre. La taille (e.g., trait, lettre) et le contenu de cette unité de base sont très variables en fonction du contexte dans lequel une même lettre, un mot ou un trait est produit. De plus, rien n'est dit d'un point de vue théorique sur la manière dont le SNC fait pour détecter le début et la fin d'une unité de base et comment il fait pour passer d'un programme moteur à un autre pour produire le mot ou la phrase désirée (e.g., statut des traits de connexion). Cette approche ne peut pas bien expliquer de quelle façon et ni sur quelle base le passage d'une unité à une autre s'effectue.

Enfin, une dernière limitation de l'approche neurocognitive de l'écriture est qu'elle ne fournit aucune modélisation ou formalisation mathématique de la génération d'écriture. De fait, cette approche n'a pas donné lieu à des simulations pour vérifier que les systèmes proposés (e.g., étapes de traitement) rendent compte de l'ensemble des données empiriques observées au niveau de l'écriture.

## *2.2. Modèles computationnels ou microscopiques de l'écriture*

Les modèles microscopiques ou 'Bottom-Up' se basent également sur l'hypothèse d'un programme moteur mais ont opté pour une démarche différente. Ils se focalisent dans un premier temps sur les aspects périphériques des mouvements d'écriture qu'ils intègrent ensuite aux aspects centraux, liés à la notion de représentation abstraite du mouvement. A partir des caractéristiques des mouvements d'écriture (e.g., profils de vitesse, relation spatio-temporelle), ces modèles essayent de trouver un principe, une fonction qui minimiserait la charge de traitement du SNC et constituerait le contenu du programme moteur.

Le but est d'aboutir à la modélisation la plus simple de l'écriture, à savoir de générer des mouvements d'écriture avec un nombre limité de paramètres qui pourraient être liés à des variables du programme moteur. Un minimum de quatre paramètres par composante de la trajectoire (x et y) serait minimalement requis pour décrire les formes d'écriture avec une précision suffisante (cf. Teulings, 1996, pour une revue). Si plus de paramètres sont employés, alors le modèle produit presque une courbe parfaite, mais la charge de traitement du SNC est accrue puisqu'il doit spécifier plus de paramètres pour un même mouvement.

Ces modèles postulent tous qu'un mouvement complexe est le résultat d'une combinaison de sous-mouvements qui ont des propriétés plus ou moins invariantes, comme par exemple, le profil de vitesse en forme de cloche (Morasso, 1981 ; Morasso & Mussa Ivaldi, 1982). Les méthodes de segmentation de la trace sont différentes des méthodes utilisées par l'approche précédente (cf. chapitre I, 2.1.2). Par exemple, l'analyse cinématique des mouvements produisant des trajectoires droites a révélé des profils de vitesse en forme de cloche symétrique, invariants sous des conditions de translation, de rotation et d'échelle différentes. Ces profils ne changent pas lorsque l'on fait varier l'amplitude ou la vitesse de mouvement (Abend, Bizzi, & Morasso, 1982). Des trajectoires curvilignes exigeant le passage par un point intermédiaire, comme une lettre « e », sont définies comme deux segments peu courbés connectés par un segment de haute courbure. Le profil de vitesse est bimodal et invariant avec un minimum correspondant au maximum dans la courbure. Ces invariants servent de critère d'extraction des unités de base de l'écriture cursive (le début et la fin du profil de vitesse) et composent l'unité de programmation.

Les points de comparaison de ces modèles reposent essentiellement sur la nature de la représentation des unités de base du mouvement, les critères de segmentation de la trace (qui découlent de l'invariant considéré), ainsi que sur le niveau d'adéquation entre la trajectoire générée par le modèle et la trajectoire réelle produite par le sujet, ce que ne faisait pas le modèle cognitif de van Galen (1991). Nous allons voir si ces différents modèles apportent une meilleure solution que le modèle précédent, concernant l'unité de segmentation, le passage d'une unité à l'autre ainsi que sur la réduction du nombre de paramètres que le SNC doit programmer pour spécifier la trace à produire (lettre, mot..). On peut classer ces modèles de l'écriture en trois classes :

• Les modèles reposant sur le principe d'économie du geste, d'optimisation de la trajectoire : la minimisation du Jerk ou principe de la moindre Secousse (Flash & Hogan, 1985) et la minimisation du Snap ou principe de la moindre Rupture (Edelman & Flash, 1987), les 3ème et 4ème dérivées de la position respectivement.

• Les modèles basés sur les réseaux neuro-mimétiques comme le modèle VITE (Bullock & Grossberg, 1991 ; Bullock, Grossberg, & Mannes, 1993), le modèle de Morasso (Morasso & Mussa Invaldi, 1982 ; Morasso, Mussa Ivaldi, & Ruggiero, 1983 ; Morasso & Sanguineti, 1995) et le modèle delta-lognormal de Plamondon et collaborateurs (Plamondon 1989, 1991, 1993, 1995 ; Plamondon & Clément, 1991 ; Plamondon & Guerfali, 1998).

• Les modèles oscillatoires ou masse-ressort de l'écriture (Hollerbach, 1981 ; Singer & Tishby, 1994 ; Schomaker, Thomassen, & Teulings, 1989 ; Schomaker & Teulings, 1990).

### 2.2.1. Modèle d'optimisation du geste

Cette approche part de la logique selon laquelle la solution adoptée par l'être humain pour se mouvoir est celle qui est la plus efficace. Le cerveau sélectionnerait les trajectoires correspondantes aux mouvements les plus lisses ou les plus harmonieux en optimisant une fonction coût du mouvement (Flash & Hogan, 1985 ; Edelman & Flash, 1987 ; Wada & Kawato, 1995). L'humain se débrouillerait pour planifier les mouvements qui minimisent les erreurs de transmission causées par un bruit biologique et qui est reflété par la variance de la trajectoire. Le but a été de trouver le critère d'efficacité sur lequel repose la sélection de la trajectoire du mouvement.

Dans cette perspective, Nelson (1983) a analysé différentes possibilités de fonction coût (coût énergétique, minimisation de la vitesse, de l'accélération, des changements de force, des variations d'accélération). Hogan (1984) et Flash et Hogan (1985) ont montré que parmi toutes les manières possibles d'exécuter un geste, on sélectionnerait celle qui minimise les variations d'accélération : c'est le principe de la moindre secousse. Par exemple, si l'on doit lier deux points sur une feuille en passant par un point intermédiaire imposé, en dépit de la multitude de chemins possibles pour lier ces points, la trajectoire sélectionnée correspond toujours à celle qui minimise les variations d'accélération, à savoir le mouvement le plus harmonieux. La planification du geste d'écriture se limiterait à établir une séquence de points de passage et de vitesses correspondantes et d'ajouter un critère d'optimisation qui spécifie le tracé du stylo joignant les deux points. L'unité de segmentation de la trace correspond à des trajectoires droites qui produisent des profils de vitesse en forme de cloche.

Mathématiquement, l'accélération correspond à la $2^{ème}$ dérivée de la position. L'individu se débrouillerait pour que l'accélération du mouvement tende vers 0. La secousse minimale est alors définie par une fonction telle que :

$$j(t) = \int_0^{TM} (\frac{d^3x}{dt^3})^2 \, dt \qquad 1.03$$

où TM correspond au temps de mouvement, et $\frac{d^3x}{dt^3}$ est la $3^{ème}$ dérivée de la position x(t) appelé, *Jerk* ou Secousse.

Pour les mouvements d'écriture, la minimisation du jerk doit impérativement se faire sur les deux dimensions (x et y). Si ce modèle du minimum de secousse est suffisant pour générer certaines formes graphiques, il n'est pas suffisant pour générer des formes plus complexes présentes dans l'écriture.

Edelman et Flash (1987) ont étendu ce principe d'optimisation à la génération de l'ensemble des formes présentes dans l'écriture cursive afin de répondre à ces objections. Ils ont segmenté l'écriture en quatre types de symbole : la tasse (comme le 'v'), le gamma ('l'), l'ovale (comme le 'o') et le crochet (comme le i sans point). A partir de ces symboles, il serait possible de reconstruire toutes les lettres de l'alphabet. L'écriture cursive serait le fruit de l'enchaînement de ces quatre traits de base qui se chevaucheraient afin de produire des traces complexes. Afin de répondre aux contraintes imposées par certaines formes comme le 'gamma', les individus minimiseraient la $4^{ème}$ dérivée de la position verticale et horizontale en fonction du temps, également appelée, *Snap ou Rupture*. Ce modèle a recours à 18 paramètres par trait, afin de produire de façon précise l'ensemble des quatre types de traits présents dans l'écriture. Avant l'exécution de chaque trait, le sujet doit planifier un nombre important de paramètres constituant les conditions initiales de chaque mouvement à exécuter : le point de départ, le point d'arrivée et un point « intermédiaire » par lequel le stylo doit obligatoirement passer pour former la trajectoire voulue. Il doit également spécifier les directions des déplacements initiaux et finaux, l'amplitude du Jerk initial et final pour chaque trait, l'amplitude globale du Snap. Ce nombre de paramètres augmente pour l'enchaînement de plusieurs trajectoires. Des conditions initiales supplémentaires sont imposées au début et la fin de chaque trait pour aboutir à des connexions les plus fluides possibles (position verticale et horizontale, vitesses, accélérations et jerks).

**BILAN**

Une validation de ce modèle tient au fait que la fonction décrite par le Jerk ou le Snap retrouve analytiquement la loi de puissance (Lacquaniti, Terzuolo, & Viviani, 1983) observée au niveau de différentes tâches motrices comme dans les mouvements périodiques de dessin (Viviani & Flash, 1995 ; Harris, 1998). En effet, les trajectoires optimales du point de vue de la secousse respectent aussi la loi de la puissance 2/3. Le SNC s'arrangerait pour sélectionner toujours une seule manière pour effectuer le mouvement, qui fait dépendre la vitesse de la courbure et qui correspond exactement à la valeur de snap à minimiser (Viviani & Flash, 1995). Ce critère d'optimisation permettrait aux sujets de réduire la redondance des degrés de liberté en sélectionnant le mouvement qui est le plus harmonieux puisque qu'il correspond au mouvement générant le moins de secousses.

Cependant, ces modèles génèrent des profils de vitesse symétriques en forme de cloche (invariants sous différentes amplitudes et temps de mouvement). Or, cet invariant cinématique n'est plus observé lorsque des contraintes de vitesse sont augmentées (e.g., vitesse trop rapide ou trop lente[8], Wann, Nimmo Smith, & Wing, 1988). Ce dernier critère s'avère être plus une exception qu'une règle (Plamondon, Alimi, Yergeau, & Leclerc, 1993 ; Engelbrecht, 2001). Les modèles d'optimisation de l'écriture ont des difficultés à rendre compte de modifications dans les mouvements d'écriture en réponse à une augmentation de contraintes (e.g., vitesse).

Le nombre de paramètres pour décrire la performance est considérable. Les individus doivent calculer et implémenter plus de 7 paramètres sur chaque composante, dont la durée totale du mouvement, les positions des points de départ, d'arrivée et intermédiaire de la trajectoire en 2D du stylo avant la formation de chaque trait. Il paraît difficile que le SNC puisse programmer et contrôler autant de paramètres pour la production d'un seul trait.

Enfin, cette idée d'un critère d'optimisation pour produire un geste est assez facile à valider lorsque le critère d'efficacité s'exprime en terme de coût énergétique, car ce coût énergétique est aisément quantifiable sur des bases physiologiques. Par exemple, Hoyt et Taylor (1981) ont montré que les différents modes de locomotion adoptés par des quadrupèdes (pas, trot et galop) reposaient sur une minimisation de la dépense énergique en fonction de la vitesse adoptée. Par contre, il est plus difficile de savoir de quelle manière le SNC arrive à repérer un coût basé sur la minimisation de la 3ème ou 4ème dérivée de la position. En effet, si l'on sait que l'être humain peut détecter la 1ère dérivée de la position (Greer &

---

[8] Par exemple, dans les mouvements lents, les profils de vitesse sont plus déformés avec un pic de vitesse qui arrive avant la moitié de la durée totale du mouvement.

Green, 1983 pp. 213 citaient le travail de Matthews[9]), il est difficile de savoir sur quelles bases biomécaniques, biologiques ou physiologiques se fonde la fonction coût et donc comment le SNC arrive à la détecter. L'existence d'une segmentation de la trace et de l'enchaînement de plusieurs traces reposant sur la moindre secousse est difficilement quantifiable et n'a pas à l'heure actuelle été démontrée clairement (Schaal & Sternad, 2001 ; Sternad & Schaal, 1999 ; Flash & Sejnowski, 2001, pour une revue).

### 2.2.2. Modèles basés sur des réseaux neuro-mimétiques

Ces modèles se fondent sur deux principes. D'une part, les invariants et les caractéristiques cinématiques de la trajectoire émergeraient de l'intégration de l'activité de l'ensemble de sous-systèmes impliqués dans la tâche (réseaux neuronaux et musculaires) et ne seraient pas la conséquence d'une activité de programmation motrice comme il est proposé par les tenants d'un principe d'optimisation. L'action motrice ne serait pas complètement contrôlée par le SNC, une partie évoluerait de façon autonome. D'autre part, ces modèles intègrent le concept d'un signal d'activation au niveau central qui va synchroniser l'activité de l'ensemble des sous réseaux (Bullock & Grossberg, 1988) afin de produire la trajectoire désirée avec ses caractéristiques invariantes (e.g., profils de vitesse et d'accélération, les relations entre les différents aspects dynamiques du mouvement comme la courbure et la vitesse angulaire). Dans cette catégorie se trouve le modèle VITE de Bullock et Grossberg (1988, 1991), le modèle delta-lognormal de l'écriture (Plamondon & Guerfali, 1998) et le modèle de Morasso (Morasso & Sanguinetti, 1995). Nous décrirons uniquement le modèle delta-lognormal vectoriel de génération de l'écriture de Plamondon et ses collaborateurs qui offre actuellement la reconstruction la plus précise de l'écriture.

L'objectif de ce modèle est d'utiliser les théories cinématiques des mouvements rapides[10] (Plamondon, 1993, 1995a, b ; Plamondon, Feng, & Woch, 2003) pour comprendre et analyser la génération et le contrôle de l'écriture (Plamondon & Guerfali, 1998). Le paradigme de ce modèle est que le système moteur se conduit comme un système générateur de vitesse qui est mis en œuvre par un signal d'activation impulsé par le SNC. La représentation des mouvements se fait dans le domaine des vitesses. Ce modèle repose sur l'hypothèse que l'écriture est segmentée en sous mouvements, qui correspondent à différents

---

[9] Matthews (1972) a montré 'l'existence de récepteurs musculaires sensibles à la fois à la longueur et à la vitesse d'étirement du muscle'.
[10] La théorie cinématique décrit les propriétés globales des réseaux neuromusculaires impliqués dans une action.

programmes moteurs qui ont des propriétés invariantes bien définies comme les profils de vitesse en forme de cloche. Cet invariant cinématique proviendrait des propriétés temporelles globales des réseaux neuromusculaires impliqués dans la génération du mouvement. Le but est alors de trouver une fonction qui permette de décrire au mieux ces profils de vitesse lors de la production d'un trait individuel. Par une preuve basée sur le théorème de la limite centrale (Plamondon, 1995 a, b ; Plamondon *et al.*, 2003), la forme de la réponse globale du système moteur tend vers une fonction lognormale (Plamondon, 1991, 1993, 1995b). Un trait serait caractérisé par un vecteur de type $v(t)$ et le SNC ne commanderait le mouvement qu'en contrôlant l'orientation et l'amplitude de ce vecteur vitesse. La génération d'un trait serait accomplie par l'activation simultanée (deux impulsions du SNC) de deux systèmes neuromusculaires, un agoniste et l'autre antagoniste, qui contrôle les mouvements de l'effecteur final. Le contrôle de l'orientation est assuré par un générateur de vitesse angulaire alors que le contrôle de l'amplitude du vecteur vitesse est assuré par un générateur de vitesse curviligne.

La production d'une écriture fluide est vue comme la superposition des différents traits dans le temps. Ce modèle part de l'idée de l'enchaînement de traits discontinus proposée par Morasso & Mussa Ivaldi (1982) et repris par d'autres modèles (Schomaker *et al.,* 1989, Bullock *et al.,* 1993). La représentation abstraite de la trace est mémorisée au niveau central comme une séquence de cibles virtuelles avec des traits en 2D pour produire une lettre ou un mot. La vitesse $v(t)$ du stylo d'une séquence de traits liant n cibles virtuelles est obtenue en sommant les vecteurs représentant chaque vitesse de trait individuel. La trajectoire entière est planifiée à partir d'une position donnée sans référence avec un axe de référence spécifique (géométrie différentielle). Le SNC n'aurait alors en charge que de programmer le moment et l'intensité de l'impulsion pour produire chaque trait. Cependant, ces points virtuels ne sont pas atteints nécessairement, mais le trait prochain peut être initié avant que le trait courant ne soit achevé (Plamondon & Guerfali, 1998). Cette dernière hypothèse n'est pas sans poser de problème, puisque l'on peut se demander comment le sujet sait quand il doit lancer le prochain trait afin de générer une trace particulière.

Selon Plamondon *et al.* (2003), on peut résumer l'ensemble du modèle en cinq points :

- L'écriture rapide est partiellement programmée à l'avance. Un tracé continu de la pointe du stylo serait divisé en sous-mouvements (Plamondon, 89, 93; Plamondon & Guerfali, 98) qui sont des segments produits avec une absence totale de contrôle en ligne.

- Les traits constituent l'unité de segmentation des mouvements d'écriture et sont les éléments de codage dans la planification de trajectoires complexes. Chaque trait est caractérisé par un vecteur de vitesse $v(t)$ dont la magnitude obéit à la loi delta-lognormale.

- Un trait est un arc de cercle caractérisé par 9 paramètres : $C_0, \theta_0, t_0, D_1, D_2, \mu_1, \mu_2, \sigma_1, \sigma_2$[11].

- Ces traits ne sont pas directement apparents dans l'image écrite d'un mot mais partiellement cachés dans la trajectoire comme une conséquence d'un processus de surimposition (chevauchement des traits). Pour être retrouvée, la vitesse du stylo doit être analysée en utilisant un algorithme delta-lognormal.

- Les mouvements sont représentés et contrôlés dans le domaine des vitesses et l'ensemble du système nerveux musculaire se comporte comme des générateurs de vitesse. Le SNC doit alors satisfaire à un contrôle de l'orientation et de l'amplitude de la vitesse afin de produire la trajectoire voulue.

### BILAN

Ce modèle delta-lognormal constitue actuellement le modèle qui retrouve de façon précise la majorité des caractéristiques cinématiques et spatio-temporelles des mouvements d'écriture. Il épouse parfaitement les profils de vitesse symétriques et asymétriques lors de la production d'un trait droit (Plamondon, 1991) ou courbé (Plamondon, 1993, 1995, Plamondon & Guerfali, 1998). La fonction delta-lognormale produit des profils de vitesse plus précis que d'autres fonctions comme la fonction du minimum de secousse (Plamondon, 1993). De plus, ce modèle permet de rendre compte d'autres régularités des mouvements d'écriture comme l'isochronie, l'équivalence motrice, ainsi que la loi de puissance 2/3 (Plamondon & Guerfali, 1998).

L'idée intéressante dans ce modèle est que la forme de la réponse motrice, à savoir l'invariant dans les profils de vitesse, émergeraient tout simplement des propriétés temporelles des réseaux neuromusculaires et de leur interaction et ne serait pas le fruit d'une instruction centrale. La charge de traitement du SNC serait alors réduite à trouver les moments ainsi que l'amplitude de l'activation d'un signal afin de générer un trait et la succession de traits. Cependant, même si l'unité de segmentation est bien définie, les

---

[11] Un trait est exécuté à partir d'un point de départ arbitraire et est caractérisé par 9 paramètres : Au niveau de l'action : $C_0$ et $\theta_0$ reflètent les propriétés géométriques globales des muscles et articulations recrutées pour exécuter le mouvement (orientation, courbure du trait). Au niveau de l'entrée : les paramètres $D_1$ et $D_2$ et $t_0$ fournissent une description synthétique des commandes d'entrée qui sont contenus dans le programme moteur (signal d'activation). Les paramètres $\mu_1$, $\mu_2$, $\sigma_1$ et $\sigma_2$ décrivent les propriétés temporelles globales des réseaux neuromusculaires impliqués dans la génération du mouvement.

moments où les sujets passent d'un trait à un autre sont mal définis (délimitation de chaque trait dans le profil de vitesse ; Plamondon & Guerfali, 1998). On se demande alors sur quel critère le SNC arrive à trouver le moment où il doit changer d'unité (trait) pour calculer les paramètres nécessaires pour produire le trait suivant.

Enfin, comme la majorité des modèles bottom-up, ce modèle décrit les systèmes statiques, c'est-à-dire sans aucune capacité d'adaptation à des changements importants de l'environnement. En se focalisant sur les propriétés invariantes des mouvements, ce modèle ne peut expliquer les distorsions présentes dans les mouvements d'écriture en réponse à une modification de contraintes.

### 2.2.3. Modèle masse-ressort oscillatoire de l'écriture

De nombreux modèles décrivent l'écriture comme résultant de l'activité de deux composantes oscillatoires dans l'espace de la feuille : une composante horizontale responsable de mouvement du stylo de la gauche vers la droite et une composante verticale bougeant le stylo de haut en bas (Vredenbregt & Koster, 1971 ; Dooijes, 1983 ; Hollerbach, 1981 ; Singer & Tishby, 1994). En partant de cette idée, Hollerbach (1981) a proposé que l'écriture est le résultat de deux oscillations opérant orthogonalement, l'une agissant dans la direction horizontale et l'autre dans la direction verticale. Une vitesse constante vers la droite, relativement lente, est ajoutée à la composante oscillatoire horizontale produisant alors un modèle avec une translation constante de la gauche vers la droite. Hollerbach (1981) assimile les mouvements du poignet et de flexion-extension des doigts à deux paires d'oscillateurs. Ce modèle oscillatoire est relié aux capacités masse–ressort du système musculaire sans friction (rapport entre la longueur et la tension de groupes musculaires agonistes et antagonistes) en référence à certains modèles utilisant l'idée que les muscles se comportent comme des ressorts (Feldman, 1986). Sous l'hypothèse que le système effecteur est assimilable à un système linéaire, l'écriture manuscrite est générée par l'action de deux paires de masse-ressort opposées orthogonalement et assimilées à des oscillateurs harmoniques.

Pour la composante verticale, la masse verticale correspond à la masse du stylo et des doigts, alors que la composante horizontale correspond à la masse du stylo et de la main. Ce modèle est exprimé dans le domaine des vitesses. Les profils de vitesse des oscillateurs vertical et horizontal, incluant la progression de la gauche vers la droite sont décrits tel que :

$$\dot{x} = a \sin(\omega_x (t - t_0) + \varphi_x) + c \qquad 1.04$$

$$\dot{y} = b\sin(\omega_y(t-t_0)+\varphi_y)$$ 1.05

où $a$ et $b$ sont les amplitudes des oscillateurs horizontal et vertical respectivement, $\omega_x$ et $\omega_y$ leurs fréquences propres, t est le temps écoulé par rapport au début du mouvement $t_0$, $\varphi_x$ et $\varphi_y$ sont les phases des oscillateurs horizontal et vertical et $c$ correspond à l'amplitude constante de la progression de la gauche vers la droite. En intégrant ces deux équations et en variant les paramètres, les différentes formes composant l'écriture peuvent être générées. La Figure 1-7 illustre quelques formes générées à partir de ces paramètres. Le panneau A représente la position de chaque oscillateur x (rouge) et y (bleu) en fonction du temps. Ces oscillations sont générées à partir des valeurs de paramètres fixées (a, b, c et $\phi = \varphi_y - \varphi_x$). La forme produite à partir de ces paramètres sans translation de la gauche vers la droite est illustrée dans le panneau B. La même forme avec l'ajout de la translation de la gauche vers la droite c est illustrée par le panneau C.

Les deux premières lignes de la Figure 1-7 montrent que le changement de signe de la phase relative $\phi$ correspond à la production de boucle dans le sens de rotation horaire ($\phi = +45°$) ou anti horaire ($\phi = -45°$). La dernière ligne montre que lorsque le décalage temporel entre les deux oscillateurs est nul ($\phi = 0°$), on produit un trait oblique vers la droite correspondant à la lettre « u » de l'écriture cursive (lorsque l'on rajoute la translation lente vers la droite).

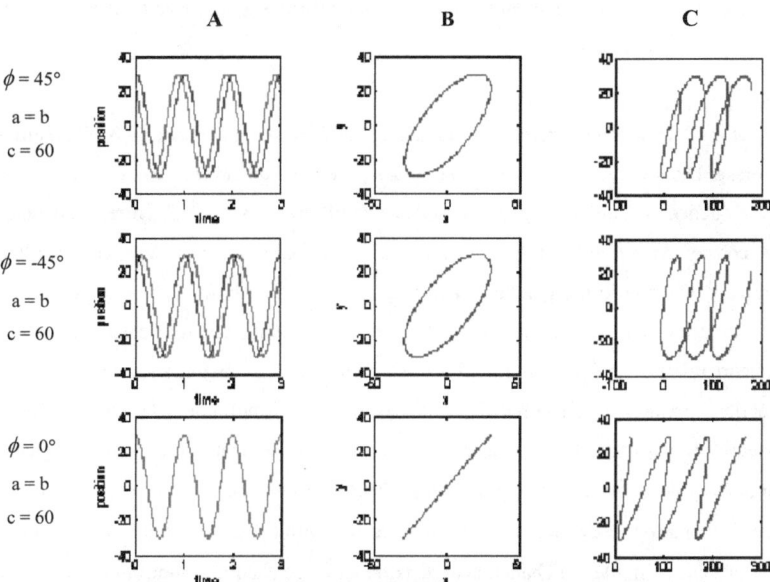

**Figure 1-7 :** Exemples de séquences de traits basiques produites par le modèle de Hollerbach et obtenues en variant les paramètres a, b, c et $\phi$. Le panneau A (gauche) représente le comportement de chaque composante x (t) (rouge) et y (t) (bleu). Le panneau B correspond à la trace produite à partir de ces paramètres sans c alors que le panneau C donne la correspondance de cette trace lorsque c est surimposée.

Hollerbach a montré que les lettres produites résultent uniquement des oscillations couplées dans les directions horizontales et verticales. Le rajout d'un glissement global de la vitesse constante vers la droite permet une séparation spatiale des lettres. Cette dernière composante n'entre pas en jeu dans la production des formes graphiques. La forme globale de la lettre est déterminée par la différence de phase entre $\varphi_x$ et $\varphi_y$ et notée $\phi$. La hauteur et la largeur des lettres sont contrôlées par l'amplitude et la fréquence des oscillateurs. Enfin, l'inclinaison de l'écriture dépend des trois paramètres a, b et $\phi$. Quelques simplifications peuvent être faites : les fréquences horizontale et verticale $\omega_x$ et $\omega_y$ peuvent être égales telles que $\omega_x = \omega_y = \omega$ ; on parle de régime isofréquentiel. Des rapports de fréquences inégaux seraient requis dans la production d'un petit nombre de lettres comme le « f » ou le chiffre '8' : on parle de régime multifréquentiel. Pour produire un « 8 », la fréquence d'oscillation de l'oscillateur x ($\omega_x$) est deux fois plus importante que la fréquence d'oscillation de l'oscillateur y ($\omega_y$), la rapport de fréquence est de 2:1. Par conséquent, si l'on occulte ces cas

42

particuliers de régime multifréquentiel, une variété de formes graphiques peut être générée en modulant uniquement $\varphi_x$ et $\varphi_y$, a et b.

Ce modèle postule la présence d'un codage de la forme au niveau du SNC en terme de «symboles». Dans le cadre de formes graphiques produites, quand les deux oscillateurs ont la même fréquence d'oscillation (régime isofréquentiel), ces 'symboles' correspondent à des formes codées en terme de relation de phase et d'amplitude entre les deux oscillateurs orthogonaux. Chaque forme graphique est caractérisée en terme de valeurs de phase relative et d'amplitude relative spécifique. Une lettre serait alors composée de l'enchaînement d'une ou plusieurs relations spécifiques entre les deux oscillateurs. Si les formes graphiques peuvent être décrites simplement en terme de phase relative et d'amplitude relative entre les deux oscillateurs orthogonaux, Hollerbach postule que le SNC contrôle de manière indépendante les paramètres de phase et d'amplitude pour chaque composante x et y ($\varphi_x$, $\varphi_y$, *a et b*). Le passage d'un patron d'oscillation à un autre se produirait exclusivement aux points où la vitesse verticale s'annule. Le changement de paramètres de chaque composante ($\varphi_x$, $\varphi_y$, a et b) s'effectuerait à ces instants précis. Une unité de base correspond, dans ce modèle, au segment entre deux points successifs où la vitesse verticale s'annule et chaque unité est caractérisée par des valeurs de phase et d'amplitude spécifiques sur chaque composante. L'intervention d'une instruction ou instance de contrôle s'effectue à des moments précis (moment où la vitesse verticale s'annule) afin de spécifier les paramètres de chaque composante x et y permettant de produire la forme graphique suivante.

**BILAN**

L'un des avantages considérable de ce modèle est qu'un petit nombre de paramètres (i.e., phase, amplitude et fréquence) suffit à décrire toutes les formes graphiques présentes dans l'écriture manuscrite. En effet, c'est le modèle qui exige le moins de paramètres pour décrire ces différentes formes. La seule intervention du SNC consisterait alors à impulser une force à des moments appropriés dans la trace et à spécifier l'ensemble des conditions initiales afin de produire une forme désirée ($\varphi_x$, $\varphi_y$, *a et b*). L'unité de segmentation de la trace est clairement définie et le passage d'une forme à une autre se fait à des moments où la vitesse verticale s'annule. On peut cependant s'interroger sur la manière dont le SNC fait pour détecter les moments où la vitesse verticale s'annule.

La validation de ce modèle passe par le fait qu'il retrouve la présence de certaines régularités comme la loi de puissance 2/3. Les mouvements circulaires, obtenus à partir du couplage de deux oscillateurs harmoniques a comme conséquence la loi de puissance (Wann, Nimmo Smith, & Wing, 1988 ; Lacquiniti *et al.*, 1983). Cependant, des déviations de la valeur de l'exposant β ont été retrouvées en fonction des conditions dans lesquelles les individus doivent produire la trace (Viviani & Schneider, 1991). Parce que le couplage linéaire de deux oscillateurs amène toujours à une valeur constante de l'exposant β, ce modèle n'est pas suffisant pour rendre compte des changements observés dans la structure spatio-temporelle des mouvements d'écriture sous certaines contraintes. D'autres objections sur l'idée d'oscillateur harmonique ont été formulées par Schomaker *et al.* (1989) en montrant que l'être humain a des difficultés à produire répétitivement des lettres identiques sans erreurs et que les variations de taille et de temps entre les traits sont toujours présentes dans l'écriture. Afin de palier cette limitation du modèle d'Hollerbach (1981), Wann *et al.* (1988) ont proposé un modèle basé sur des oscillateurs amortis, non-linéaires qui permettent de rendre compte, par exemple, de la réduction de la taille des traits imputables à des forces de frottement (e.g., le stylo sur la feuille) présentes lors de l'écriture.

Une des limites de ces modèles oscillatoires de l'écriture réside dans le fait qu'ils postulent une indépendance entre ces deux composantes oscillatoires du système. Un changement de forme se fait par l'intermédiaire d'un ajustement indépendant des paramètres de chaque oscillateur à des moments définis, ce qui va à l'encontre de certaines données empiriques (Pick & Teulings, 1983 ; Burton *et al.,* 1990 ; Maarse & Thomassen, 1983 ; Thomassen & Teulings, 1983). En effet, ces études ont montré qu'il était impossible de moduler de façon indépendante la taille (amplitude de l'oscillateur vertical) et la largeur d'une lettre (amplitude de l'oscillateur horizontal). Les résultats suggèrent une covariation très forte entre des composantes verticale et horizontale allant dans le sens d'un couplage entre les deux oscillateurs (x et y). Ceci nous amène à concevoir la génération de formes graphiques en terme de coordination motrice ou de synergie fonctionnelle (Bernstein, 1967). Des synergies de muscles ou d'articulations sont des groupes de muscles ou d'articulations (éléments neuro-musculo-squelettique) qui travaillent ensemble dans une tâche commune. Par exemple, des groupes de muscles sont responsables de la flexion-extension de la jambe dans la marche ; et des groupements des articulations des doigts et du poignet sont responsables des mouvements d'écriture. Dans cette perspective, le cerveau contrôlerait les mouvements impliqués dans des tâches complexes, tel que la marche et l'écriture, en utilisant peu de synergies musculaires, plutôt que de spécifier les paramètres du mouvement séparément pour chaque muscle ou articulation de façon individuelle (d'Avella, Saltiel, Bizzi, 2003 ; Turvey, 1990). Envisager l'action d'écrire en terme de coordination simplifie considérablement la commande et la planification du mouvement en diminuant le nombre de degrés de liberté nécessaire à la commande exécutive (Turvey, 1990). Ainsi, dans un souci de réduction du nombre de variables nécessaires à contrôler, on peut s'interroger sur l'avantage que tire le SNC à contrôler de façon indépendante chaque composante plutôt que de contrôler une variable décrivant leur coordination (x et y ou x' et y'), comme la phase relative et/ou le rapport de fréquence entre les composantes.

Une autre limitation importante de ce modèle est qu'un couplage linéaire entre les composantes oscillatoires de la trajectoire (x et y) a pour conséquence de ne pas faire de distinction entre les différents modes de coordination produits. En d'autres termes, tous les mouvements de sortie correspondant à différents modes de coordination entre les deux oscillateurs seront produits de façon aussi précise les uns que les autres. Or, des études empiriques ont montré que certains modes de coordination entre les composantes du système graphomoteur (x et y ou x' et y', cf. Chapitre 1) étaient plus précis, plus fréquemment employés et avaient en plus comme propriété de biaiser la production des autres formes graphiques (van Sommers, 1984 ; Meulenbroek & Thomassen, 1991). Ces phénomènes, observés au niveau comportemental ne peuvent être décrits que par un couplage non-linéaire entre les composantes oscillatoires d'un système. Dans d'autres tâches de coordination motrice, des modèles de couplage non-linéaire entre les deux composantes oscillatoires ont montré leur aptitude à décrire la présence de tels phénomènes (Kelso, 1995 ; pour une revue). Par conséquent, si le but d'une modélisation est de pouvoir rendre compte de l'ensemble des comportements observés au niveau macroscopique, nous sommes en droit de penser qu'un modèle de couplage non-linéaire entre les deux composantes du système graphomoteur serait plus approprié.

## 3. Bilan

Ce premier chapitre a détaillé les stratégies théoriques et méthodologiques adoptées par les approches traditionnelles, approche bottom-up et top-down de l'écriture, afin de comprendre les mécanismes qui sous-tendent la production d'écriture. Nous allons faire un résumé global des apports et des limites de ces approches qui se basent toutes sur la notion de programme moteur et où l'invariance est considérée comme le facteur de performance motrice.

Nous pouvons tout d'abord retenir que des études empiriques ont mis à jour que la production de formes graphiques était le fruit de la coordination entre deux composantes principales (x et y ou x' et y') qui correspondent aux mouvements de flexion-extension des doigts (x ou x') et d'abduction-adduction du poignet (y ou y'). Ces composantes peuvent être assimilées à des oscillateurs orthogonaux qui se coordonnent de façon cohérente afin de produire les différentes formes présentes dans l'écriture (Dooijes, 1981 ; Maarse *et al.*, 1986). Chaque forme peut être décrite par des valeurs spécifiques de phase, d'amplitude et de fréquence entre les composantes oscillatoires de la trajectoire en 2D du stylo (Hollerbach, 1981 ; Singer & Tishby, 1994). Par ailleurs, la coordination de ces deux composantes démontre la présence de tendances de coordination préférentielles qui influencent la production de l'ensemble des formes graphiques et orientent leurs dégradations lorsqu'une contrainte est ajoutée comme la vitesse (Dounskaïa *et al.*, 2000) ou l'occlusion des yeux (Meulenbroek & Thomassen, 1991).

Un autre apport majeur de ces approches a été de mettre en évidence la présence de régularités ou invariants temporels, spatiaux et spatio-temporels structurant les mouvements d'écriture. Quelle que soit l'approche considérée, ces propriétés d'invariance ont été vues comme un témoin de la présence d'un programme moteur. Dans cette perspective, les caractéristiques invariantes des mouvements ne sont la conséquence que d'une instruction centrale de haut niveau. Cependant, comme nous l'avons déjà mentionné, ce concept de programme moteur soulève certaines limitations.

Tout d'abord, il n'y a aucune preuve tangible que la présence d'un invariant exprimé et mesuré au niveau périphérique atteste de la mise en œuvre d'une commande motrice préexistante au niveau central qui stipulerait les caractéristiques du mouvement à produire. De plus, le contenu et la nature du programme moteur divergent en fonction du modèle ou de l'approche considérée. On peut alors se demander pourquoi privilégier un invariant plutôt qu'un autre puisque toutes ces caractéristiques sont inhérentes à la production d'écriture.

De plus, la production d'écriture est tributaire de la préexistence d'unités graphiques élémentaires dont la taille (e.g., traits, lettres ou mot entier) est encore âprement débattue, notamment parce qu'elle varie en fonction de la familiarité, de la pratique, de la vitesse de mouvement ou encore du contexte dans lequel une lettre ou un trait doit être produit. Une unité d'action devant garder ces caractéristiques invariantes indépendamment du contexte dans lequel elle est produite, il est alors difficile de rendre compte des modifications dans cette unité de base lorsque celle-ci est produite sous ces différents contextes. Tous ces modèles ont de fait des difficultés à définir de façon simple chaque unité d'action, leur modification sous l'effet de certaines contraintes ainsi que le passage d'une unité à une autre. Ensuite, on peut se demander en quoi ces approches de l'écriture ont résolu le problème du nombre de variables que le SNC doit contrôler pour produire une lettre ou un trait, lorsque l'on sait qu'en fonction des modèles, ce nombre de variables peut aller de quatre variables (Hollerbach, 1981) à plus de 12 variables (Edelman & Flash, 1987).

Enfin, comme nous avons pu le souligner à plusieurs reprises, quels que soient les invariants temporels, spatiaux et/ou spatio-temporels des mouvements d'écriture, ces régularités ne sont pas retrouvées sous une large variation de paramètre. Ces approches se basant sur le concept d'invariant ont des difficultés à rendre compte de modifications dans la structure spatio-temporelle des mouvements sous certaines contraintes.

Finalement, on peut alors s'interroger en quoi ce concept d'invariance a permis d'améliorer la connaissance du fonctionnement du SNC et sa capacité à s'adapter à différentes contraintes environnementales. Ce dernier point soulève des limitations si l'on reste focalisé sur le concept d'invariance. En effet, l'invariance reste une moyenne des caractéristiques du comportement à l'intérieur d'une unité de base (e.g., une lettre, un trait..), souvent observée sur une étendue limitée de variations de paramètres (e.g., vitesse de mouvement) et qui ne permet pas d'approcher le moment où le mouvement pourrait être dégradé et/ou changé. Cette approche ne permet donc pas de comparer les régularités entre différentes unités d'action. Ces limitations nous poussent à adopter une approche capable de rendre compte à la fois de la production de mouvements stables et précis ainsi que de leurs changements en fonction du contexte dans lequel les individus doivent écrire. Une approche alternative, l'approche dynamique des coordinations motrice a démontré théoriquement et empiriquement que le concept de stabilité était plus pertinent pour comprendre la performance motrice dans de multiples tâches de coordination motrice (Kelso, 1995, pour une revue). Nous verrons en quoi cette approche pourrait apporter une meilleure compréhension des mécanismes mis en jeu dans la production de formes graphiques stables, leur coarticulation ainsi que leurs dégradations sous différentes contraintes.

## CHAPITRE II : VERS UNE APPROCHE DYNAMIQUE DE L'ECRITURE

L'étude des coordinations motrices selon une approche dynamique est fondée sur l'alliance des théories d'auto-organisation et des systèmes dynamiques. Les théories d'auto-organisation, par exemple synergétique (Haken, 1983), ont été empruntées aux sciences physiques (Haken, 1983, 1984) et chimiques (Nicolis & Prigogine, 1989) et introduites au niveau de la coordination motrice par Kugler, Kelso, et Turvey (1980). Les théories des systèmes dynamiques non-linéaires sont empruntées aux mathématiques et peuvent modéliser l'ensemble des phénomènes d'auto-organisation observés au niveau macroscopique. Comme nous allons le voir, cette approche dynamique des coordinations motrices revêt un certain nombre d'avantages par rapport aux théories traditionnelles du contrôle moteur.

Le principe fondamental des théories d'auto-organisation implique que des systèmes composés d'une multitude d'éléments interagissant les uns avec les autres, qu'ils soient de nature physique, chimique ou biologique, peuvent montrer spontanément, à un niveau plus macroscopique, des configurations spatio-temporelles organisées et stables (Haken, 1983; Yates, 1987). Ces formes émergentes peuvent s'adapter de façon flexible en fonction des contraintes internes et/ou externes en adoptant une nouvelle configuration, et ce sans aucune prescription explicite.

Dans le cadre des théories des systèmes dynamiques appliquées à la motricité (Kelso & Schöner 1988 ; Schöner & Kelso, 1988a), la stratégie employée pour comprendre la formation de telles formes ou *patrons* comportementaux auto-organisés consiste à identifier les comportements stables et le changement de comportement dans un système donné. Le concept central de ces théories est le concept de stabilité qui correspond à la capacité d'un système à maintenir une structure spatio-temporelle donnée, qui peut alors sembler 'invariante', car elle résiste aux perturbations internes et/ou externes. Nous allons voir que ce glissement d'intérêt théorique du concept d'invariance vers le concept de stabilité présente de nombreux avantages. Grâce à ce concept, il est notamment possible de rendre compte à la fois de la formation et du changement de patrons stables en réponse à une modification de contraintes, ce que ne permettait pas la notion d'invariance.

L'innovation de ces théories a été d'étudier non pas le comportement de chaque composante d'un système une à une, mais de considérer l'ensemble des éléments comme un tout, dans leurs interactions, ainsi que dans leurs échanges avec le milieu dans lequel le système évolue. Dans cette optique, ce qui est important est ce qui est observable au niveau macroscopique, à savoir la formation d'un patron de coordination ou encore de 'structure coordinative' (Turvey, 1977 ; Kelso, Holt, Kugler, & Turvey, 1980) qui émerge du couplage non-linéaire entre les multiples composants du système. De fait, la description des variables individuelles du système peut s'avérer impossible à réaliser, à cause de leur grand nombre ou de leur inaccessibilité à l'observation. Seule la (s) variable(s), appelée(s) variable(s) collective(s), caractérisant le produit du couplage entre ces composantes est nécessaire pour décrire de façon univoque les différents patrons stables et le passage d'un patron à un autre pour une tâche spécifique donnée (Haken, 1983). En référence au problème des ddl dans le système moteur, beaucoup trop nombreux pour que le SNC puisse les contrôler de façon individuelle, cette approche permet de concevoir comment pour contrôler un mouvement donné, le SNC réduit le nombre de ddl en contrôlant l'action à travers une seule variable, la variable collective.

Dans ce chapitre nous nous attacherons tout d'abord à décrire les principaux concepts des théories d'auto-organisation. Puis, nous verrons comment ces théories ont été appliquées avec succès à la motricité humaine au travers l'exemple le plus connu d'auto-organisation dans les coordinations motrices, à savoir la coordination bimanuelle. Enfin, nous verrons comment ces phénomènes d'auto-organisation, observés à travers différentes tâches de coordination motrice, ont été modélisés en terme de modèle d'oscillateurs couplés non-linéaires. Afin de ne pas perdre de vue notre objectif, à savoir une application des théories dynamiques des coordinations motrices à l'écriture, nous présenterons tout au long de ce chapitre les arguments théoriques justifiant l'utilisation une telle approche.

# 1. Auto-organisation dans la motricité humaine

## 1.1. Concepts d'auto-organisation

### Multistabilité

Les théories d'auto-organisation ont pour objectif de comprendre comment des systèmes composés d'un grand nombre de composantes peuvent démontrer des comportements organisés et stables en fonction des contraintes qui s'exercent sur eux. Ces théories s'appliquent à tout système complexe, c'est-à-dire comprenant un nombre important d'éléments ou degrés de liberté (e.g., neurones, molécules, muscles, particules) en interaction les uns avec les autres. Ces systèmes doivent être ouverts, c'est-à-dire en interaction avec le milieu dans lequel ils évoluent et avec lequel ils échangent en permanence de l'énergie, de la matière ou de l'information. Enfin, ces systèmes sont en permanence animés par des fluctuations qui sont inhérentes aux interactions entre les éléments du système ainsi qu'aux interactions que le système entretient avec le milieu extérieur. Les systèmes moteurs humains, comme de nombreux systèmes biologiques, chimiques et physiques sont assimilés à des systèmes complexes.

Nous allons exposer les principes d'auto-organisation qui régissent l'apparition de patrons de coordination ou formes collectives et le changement de patrons dans les systèmes complexes au travers un exemple classique, les rouleaux de Bénard (cf. Haken, 1988 ; Nicolis & Prigogine, 1989, pour une revue des phénomènes d'auto-organisation). Nous verrons ensuite comment ces principes d'auto-organisation ont été appliqués à la motricité humaine.

Une préparation de Bénard correspond à un liquide, composé de plus de $10^{20}$ molécules, qui est contenu dans un récipient dans lequel chacune de ces molécules démontre des mouvements aléatoires désordonnés. Le système est dans un état de désordre. Si ce récipient est chauffé par-dessous, la différence de température entre la surface du bas et du haut du récipient, correspondant à un gradient de température, est progressivement augmentée. Quand cette différence de température excède une valeur critique, on voit apparaître la création d'ordre, un mouvement coordonné sous forme de rouleaux observable à l'œil nu. Le système est ouvert, car il est traversé par un gradient d'énergie, ici thermique, et c'est justement parce qu'il est traversé par de l'énergie que les molécules changent de comportement afin de la dissiper. Les millions de molécules adoptent ainsi spontanément une forme collective stable (ou patron de coordination préférentiel) qui résulte de la coordination dans le temps et l'espace entre toutes ces molécules. La même expérience reproduite dans des conditions identiques peut aboutir à la formation d'une autre forme collective, à savoir des rouleaux avec un sens de rotation inverse. Quand un système complexe exhibe la co-existence de plusieurs formes collectives pour des conditions initiales similaires, on parle de système *multistable* (Haken, 1988).

En dépit de la multitude d'éléments présents dans cette préparation, l'auto-organisation impose certaines restrictions, puisque seulement un petit nombre de configurations spatio-temporelles entre les éléments peut être adopté. Le système adopte spontanément les configurations spatio-temporelles qui sont les plus stables, c'est-à-dire qui peuvent être maintenues en dépit des fluctuations présentes dans le système et de perturbations diverses qui peuvent essayer de l'en sortir (Haken, 1983).

Un point clé des théories d'auto-organisation est que la création d'une forme collective n'est aucunement prescrite par une instance supérieure ou par un mécanisme de codage quelconque. Dans notre exemple, à aucun moment, l'augmentation du gradient de température ne prescrit à l'ensemble des molécules quelle forme collective elles doivent adopter. L'auto-organisation est au contraire un processus selon lequel des formes collectives émergent à cause de la propension des éléments du système à se coordonner de façon cohérente et stable, sans que ces formes ne soient explicitement codées ni au niveau des éléments, ni au niveau collectif (Haken, 1988).

La compréhension de la formation de ces formes collectives au travers l'étude individuelle des composantes et de leur interaction s'avère extrêmement difficile. Une approche plus fructueuse, apportée par Haken (1983, 1984), a été de réduire les dimensions du système en identifiant une ou peu de variables qui décrivent les comportements collectifs qui émergent d'une large coopération des degrés de liberté internes du système (Haken, 1983). Ces variables sont appelées variables collectives ou paramètres d'ordre. Dans l'exemple des rouleaux de Bénard, un seul paramètre est nécessaire pour décrire les différents d'état du système : l'amplitude des rouleaux. Tous les éléments ou degrés de liberté du système ont été contraints à évoluer conjointement en une seule configuration (un seul degré de liberté) qui organise le comportement de chaque molécule individuellement. Le paramètre d'ordre est donc créé par la coordination entre des parties individuelles du système (ici les molécules). Dans le cadre d'un système multistable (e.g., rouleaux de Bénard dans différents sens de rotation), la variable collective prend alors différentes valeurs en fonction la forme initiale dans lequel le système se trouve. La variabilité du comportement individuel des éléments dans les différents états du système se reflète dans les fluctuations de la variable collective à un niveau macroscopique.

Un avantage de ce concept de variable collective est une réduction du nombre de ddl (ici, plus de $10^{20}$), puisqu'une seule variable (l'amplitude des rouleaux) suffit à décrire la formation de différentes formes collectives (valeur et variabilité) qu'un système peut exhiber, ainsi que le passage d'un état à un autre. Ainsi, l'extension d'une telle approche au niveau de la motricité humaine peut permettre la réduction du nombre de variables nécessaires pour décrire la formation de patrons de coordination moteur stables, ainsi que le changement de patron pour une tâche de coordination donnée.

**Transition de phase**

Dans l'exemple des rouleaux de Bénard, nous avons vu que le système est passé, de façon soudaine, d'un état de désordre à un état d'ordre (rouleaux) à une valeur critique de différence de température. Ce phénomène est appelé une *transition de phase* du désordre à l'ordre. Il existe un autre type de transition, plus communément observé dans la motricité humaine, qui est le passage d'un état d'ordre à un autre état d'ordre, c'est-à-dire le passage d'une forme collective à une autre. Un changement critique dans les paramètres d'un système peut amener l'émergence d'une nouvelle forme à travers la coordination de l'ensemble des composantes du système (Haken, 1983).

Les paramètres qui amènent le système à changer d'états, mais qui ne sont pas dépendants des patrons eux-mêmes, sont appelés *paramètres de contrôle* (ici, le gradient de température). Dans le cadre de la motricité humaine, les paramètres de contrôle peuvent être non spécifiques dans le sens où ils ne prescrivent pas le patron que le système doit adopter. Ils peuvent également être de nature spécifique, dans le cas où l'on demande explicitement aux individus de produire un patron particulier. Il existe plusieurs caractéristiques typiques des transitions de phase (Kelso, 1995). Tout d'abord, ce changement d'état, en réponse à une augmentation de contraintes, est soudain et abrupt attestant de la *non-linéarité* du système. En effet, alors que le paramètre de contrôle augmente de façon graduelle, rien ne se passe au niveau macroscopique jusqu'à une valeur critique du paramètre de contrôle où une forme collective émerge. Cette discontinuité temporelle montre qu'il n'y a pas de relation linéaire entre la modification d'un paramètre (paramètre de contrôle) et sa conséquence sur le comportement du système (variable collective).

Ensuite, une transition de phase est précédée d'une *augmentation des fluctuations* (fluctuations critiques) du système, qui se manifeste par une augmentation de la variabilité de la variable collective. La modification de la contrainte au voisinage du point critique entraîne une augmentation des fluctuations qui reflète la déstabilisation de l'état dans lequel le système se trouvait. A un niveau de contrainte critique, ces fluctuations sont tellement importantes que la forme collective ne peut être maintenue (perte totale de stabilité) amenant le système à adopter une nouvelle forme plus adaptée et plus stable.

Il est important de noter que dans la motricité humaine, l'identification de la variable collective se fait souvent au moment des transitions de phase. En effet, c'est au moment où il y a une réorganisation spatio-temporelle des composantes que l'on peut identifier quelle est la variable qui accompagne le changement de patron et qui définit chaque forme collective de façon univoque. En dehors de la transition, la variable collective est stable, alors que les autres variables peuvent varier. Au moment de la transition, c'est le changement de la variable collective qui accompagne le changement de la configuration qui permet son identification.

Enfin, si l'augmentation progressive d'un paramètre de contrôle (e.g., gradient de température) entraîne une transition de phase soudaine vers une forme collective (rouleaux) au voisinage d'une valeur critique, on peut également effectuer l'expérience dans le sens inverse. On peut diminuer progressivement le gradient de température quand le système exhibe des rouleaux. On pourrait alors s'attendre à une transition vers l'état de désordre initial à la même valeur du paramètre de contrôle que lors du passage de l'état désordre à des rouleaux, ce qui n'est pas observée. Le passage de l'état de rouleaux et à un état de désordre (aucune structure) se fait à une valeur plus basse du paramètre de contrôle. Tout se passe comme s'il y avait une résistance au changement qui maintient le système dans son état initial stable (rouleaux). Le passage d'un état à un autre ne se fait pas à la même valeur du paramètre de contrôle en fonction du sens de progression (augmentation et diminution) de ce paramètre. Ce phénomène est connu sous le nom d'*hystérèse* et témoigne une fois de plus de la non linéarité du système (Haken, 1983).

La formation de formes collectives stables, l'existence de multistabilité, les transitions de phase accompagnées de perte de stabilité et l'hystérèse constituent les propriétés fondamentales d'un système auto-organisé. Les systèmes biologiques et plus précisément, le système moteur (système neuro-musculo-squelettiques) étant des systèmes complexes et ouverts, ces phénomènes ont de fait été observés dans la motricité humaine. Nous allons maintenant voir plus concrètement comment ces principes d'auto-organisation ont été mis en évidence dans la motricité rythmique.

*1.2. Formation de patrons de coordination préférentiels dans la motricité humaine*

Dans le contexte de la motricité humaine, le processus d'auto-organisation est envisagé comme étant à l'origine d'émergence des synergies, à savoir une ou des forme(s) collective(s) qui corresponde(nt) à un ensemble de composantes neuromusculaires assemblées spatio-temporellement pour accomplir une tâche spécifique donnée. Des synergies sont *des patrons de coordination préférentiels* (ou forme collective) qui émergent spontanément de la coordination entre tous les ddl impliqués dans une tâche donnée (Jeka & Kelso, 1989). La 'stratégie synergétique' (Kelso & Schöner, 1987 ; Kelso, Schöner, Scholz, & Haken, 1987) pour comprendre la coordination motrice consiste à identifier les patrons de coordination stables pour une tâche donnée, à identifier la variable collective qui caractérise ces patrons, à déterminer les paramètres de contrôle qui font évoluer le système entre ces différents patrons (transition de phase) et à étudier la stabilité et la perte de stabilité de ces patrons de coordination en réponse à diverses contraintes.

### 1.2.1. Patrons de coordination préférentiels

L'exemple le plus connu de formation spontanée de patron de coordination dans une tâche de coordination motrice est celui de la coordination bimanuelle, étudiée par Kelso (1981, 1984). Dans cette expérience, les participants étaient instruits de bouger rythmiquement leurs doigts homologues (index) à une fréquence commune (Kelso, 1984). Malgré le nombre important de possibilités de coordination de leurs index, les participants adoptaient spontanément deux patrons seulement à des fréquences variées. Ces patrons de coordination correspondaient au patron en phase (activation simultanée des muscles homologues illustrée par la Figure 2-1a) et au patron en antiphase (activation alternée des muscles non homologues illustrée par la Figure 2-1b).

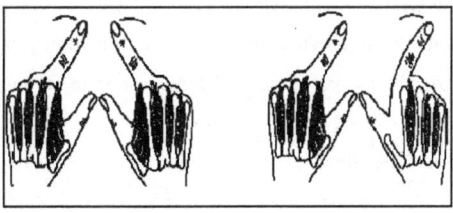

**a : patron en phase**      **b : patron anti phase**

**Figure 2-1 :** Illustration des deux patrons de coordination spontanés entre les mouvements de flexion-extension des index.

Dans la coordination bimanuelle, seuls deux patrons de coordination émergent de l'interaction entre les composantes du système pour un même niveau de contrainte, suggérant que nous soyons en présence d'un système bistable. La variable collective capable de quantifier ces deux relations spatio-temporelles, à savoir la phase et l'antiphase est la phase relative. La phase relative, notée $\phi$, correspond au décalage temporel entre les mouvements de flexion extension des deux index au cours du temps (Kay, 1988; Haken, Kelso, & Bunz, 1985). Le patron en phase correspond à une valeur de phase relative de $0°$ et le patron en antiphase correspond à une valeur de phase relative de $180°$. En l'absence d'aucune instruction ou prescription quelconque en terme de phase relative entre les composantes, puisque la consigne était simplement de bouger rythmiquement les doigts, le patron en phase et en anti phase sont les seuls patrons de coordination stables que le système exhibe.

Les observations de Kelso ont pu être généralisées sur d'autres systèmes moteurs. Dans d'autres tâches de coordination comme la locomotion (Hoyt & Taylor, 1981 ; Diedrich & Warren, 1995), la coordination inter-personnelle (Schmidt, Carello, & Turvey, 1990) ou encore la formation de trajectoire (Buchanan *et al.*, 1996), le système neuro-musculo-squelettique a été caractérisé par des patrons de coordination préférentiels entre les membres oscillants homologues du système (e.g., deux jambes, quatre pattes). Dans le cadre de la locomotion par exemple, ces patrons de coordinations spontanés correspondent aux différents modes de locomotion disponibles pour une espèce donnée (Schöner, Yiang, & Kelso, 1990 ; Collins & Stewart, 1993). Chez les quadrupèdes (Hoyt & Taylor, 1981), la marche, le trot et le galop correspondent aux différents patrons de coordination entre les quatre pattes que le cheval peut adopter. Chaque patron de coordination préférentiel correspond à une configuration spatio-temporelle spécifique et stable entre les quatre membres oscillants (pattes) impliqués dans la coordination et chaque patron de coordination peut être décrit de façon univoque par une relation de phase spécifique entre les quatre pattes. La phase relative correspond en fait, dans de nombreuses tâches de coordination motrice, à la variable qui permet de décrire les différents patrons de coordination entre les composantes du système, que ce soit deux pattes, deux index ou deux personnes.

A l'instar de ces tâches de coordinations motrices, les mouvements d'écriture sont le fruit de la coordination entre les deux composantes rythmiques du système graphomoteur (x et y ou x' et y' ; cf. Chapitre 1). De plus, les travaux d'Hollerbach (1981) ont montré que les différentes formes graphiques, observables au niveau macroscopique, pourraient être décrites par différentes relations de phase entre ces deux composantes du système graphomoteur. Ces travaux suggèrent qu'au niveau de l'écriture, on puisse également adopter la phase relative comme variable collective. Toutefois, par définition, une variable collective décrit la formation de patrons de coordination préférentiels auto-organisés. La question que nous pouvons soulever à ce niveau est de savoir si les orientations préférentielles observées au niveau de la graphomotricité (van Sommers, 1984) peuvent être vues comme des indices de la formation de patrons auto-organisés dans l'écriture. Pour répondre à cette question, il nous faut connaître les propriétés définissant la présence de patrons de coordination préférentiels et pouvant ainsi attester du caractère auto-organisé du système graphomoteur. La stabilité et l'attraction sont les propriétés co-définissants la présence des patrons de coordination préférentiels comme le fruit d'un processus d'auto-organisation (Turvey, 1990).

### 1.2.2. Caractéristiques des patrons de coordination préférentiels

#### 1.2.2.1. Propriétés de stabilité

Comme nous l'avons déjà souligné, le concept central de cette théorie des coordinations motrices est le concept de stabilité qui correspond à la capacité d'un système à maintenir une configuration spatio-temporelle en dépit des fluctuations inhérentes au système et à de perturbations diverses qui peuvent survenir. Plus un patron est stable, et plus il pourra de fait résister à des contraintes variées et variables qui pèsent sur le système. Dans un système multistable, tous les patrons de coordination préférentiels peuvent rester stables sur une large étendue de paramètres (e.g., modification de la vitesse). Cependant, tous les patrons de coordination préférentiels ne sont pas également stables. L'identification de la stabilité comme propriété essentielle des systèmes coordinatifs amène à des prédictions générales, indépendantes du système, que des tests expérimentaux peuvent confirmer.

Il existe différentes mesures de stabilité (Schöner, Haken, & Kelso, 1986). La mesure traditionnelle de la stabilité est le temps de relaxation. Le temps de relaxation est défini comme le temps que met le système à revenir dans son patron de coordination ou état initial après une perturbation. Pour une même perturbation, plus le temps de relaxation sera court et plus le patron de coordination qui a subit la perturbation est stable. Schöner *et al.* (1986) ont montré un lien entre le temps de relaxation et la déviation standard de la variable collective (ici, la phase relative). La déviation standard de la variable collective sur un temps donné a donc été admise comme une autre mesure de stabilité des différents états du système. Au niveau de la coordination bimanuelle, elle correspond à la déviation standard de la phase relative, noté DS. Plus la déviation standard d'un patron est faible et plus le patron est stable. Les mesures du temps de relaxation et de la variabilité de la phase relative ont été utilisées pour quantifier la stabilité des différents patrons de coordination bimanuel (Kelso, & Scholz, 1985 ; Kelso *et al.,* 1987 ; Scholz & Kelso, 1989). Les mesures de la variabilité des deux patrons en phase et en anti phase ont montré que 0° était toujours plus stable que 180°. Par conséquent, le patron 180° devrait moins résister à une perturbation que le patron 0°. La connaissance de la stabilité relative des patrons stables permet ainsi de faire des prédictions robustes et testables concernant la capacité d'adaptation du système à une modification de contraintes, quelles soient de nature non spécifique (i.e., ne prescrit pas d'instructions concernant le patron à adopter) ou spécifique à la tâche (i.e., prescrit le patron à adopter).

### 1.2.2.2. Propriétés d'inaccessibilité

Les patrons de coordination préférentiels sont considérés comme des attracteurs dans le sens où la variable collective est attirée par ces patrons de coordination préférentiels : à n'importe endroit où la variable collective se trouve, elle tendra à retomber vers le patron de coordination préférentiel le plus proche. L'auto-organisation impose en effet un certain nombre de restrictions qui sont que seulement certaines solutions ou patrons de coordination peuvent être adoptés par le système. Turvey (1990) parlait de propriétés d'inaccessibilité des systèmes auto-organisés. Cela signifie que les valeurs en dehors de ces patrons de coordinations ne peuvent être maintenues et produites de manière fiable et précise. Cette caractéristique d'inaccessibilité peut être aisément mise en évidence en analysant la performance en terme de précision et de variabilité lorsque l'on contraint le système à produire des patrons de coordination ne correspondant pas aux patrons préférentiels. Les patrons de coordination ne correspondant pas aux patrons préférés, ne sont pas en coopération mais en compétition avec les patrons préférés, conduisant les individus qui sont priés de les adopter à des erreurs systématiques en direction du patron préférentiel le plus proche (Schöner & Kelso, 1988b).

Tuller et Kelso (1985) et Yamanishi, Kawato et Suzuki (1980) ont développé un paradigme expérimental, le paradigme TKY, appelé également « scanning » par Zanone et Kelso (1992, 1997). Ce paradigme a été utilisé afin de confirmer empiriquement la présence de deux patrons de coordination préférentiels seulement au niveau de la coordination bimanuelle (i.e., en phase et antiphase) et d'attester que les autres patrons de coordination sont systématiquement attirés vers l'un de ces deux patrons préférés. La stratégie expérimentale adoptée par Tuller et Kelso (1985) a été de faire produire treize patrons de coordination qui correspondaient à treize valeurs de la variable collective différentes, c'est-à-dire treize phases relatives entre les deux index, allant de 0° à 180° par palier de 15°. La tâche était de taper l'index gauche en même temps qu'un flash lumineux gauche et de taper l'index droit en même temps qu'un flash lumineux droit. Le décalage temporel entre les deux lumières variait correspondant aux différentes relations de phase requises entre les deux index. Pour chaque patron requis, l'erreur constante produite (phase relative produite - phase relative requise) et la déviation standard de la phase relative observée en fonction de la phase relative requise ont été calculées.

La Figure 2-2 illustre les résultats obtenus. La Figure 2-2A correspond à l'erreur constante de chaque phase relative produite et la Figure 2-2B à sa déviation standard en fonction de la phase relative requise. La localisation des patrons préférentiels s'établit par l'observation d'une erreur faible, d'une faible variabilité, ainsi qu'une pente négative dans la courbe d'erreur constante (cf. Figure 2-2A) qui croise ou pointe l'axe d'erreur nulle au niveau du patron préférentiel correspondant. Une pente négative dans la courbe d'erreur constante indique que les patrons de coordination voisins d'un patron préférentiel manifestent des erreurs systématiques en direction du patron préféré le plus proche (sous ou surestimation de la phase relative requise en direction de l'attracteur). Ainsi, la pente négative de l'erreur constante est un indicateur de la présence d'un patron de coordination préférentiel.

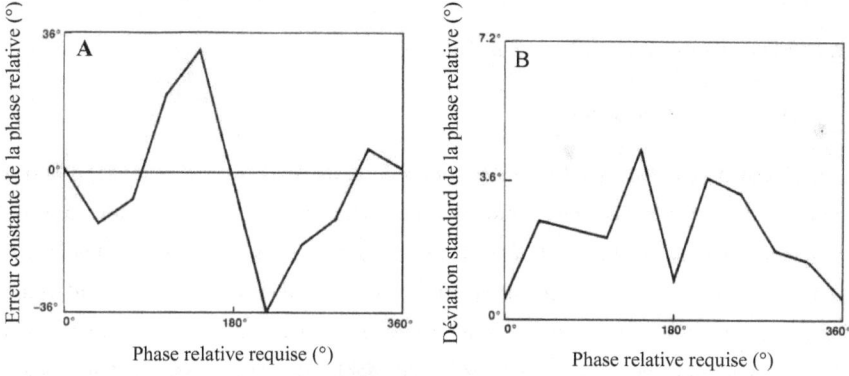

**Figure 2-2 :** Figure A : Différence entre la phase relative produite et la phase relative requise (erreur constante) en fonction relative requise. Figure B : Déviation standard de la phase relative produite en fonction de la phase relative requise (adapté de Tuller & Kelso, 1985).

Les résultats de cette expérience étaient en accord avec les prédictions théoriques selon lesquelles 0° et 180° sont les seuls patrons de coordination préférentiels de la coordination bimanuelle. Parmi les 13 patrons de coordination requis, seul les patrons 0° et 180° étaient caractérisés par une faible variabilité de la phase relative et une grande précision. En effet, les résultats ont montré que la courbe d'erreur constante avait une pente négative qui croisait l'axe d'erreur nulle à 0° et 180° identifiant de façon univoque de la présence deux patrons de coordination préférentiels dans la coordination bimanuelle et soulignant leurs propriétés d'attraction, les patrons adjacents démontrent des erreurs systématiques vers l'un des deux patrons préférés (cf. Figure 2-2A). Ces patrons de coordination préférentiels correspondent aux préférences intrinsèques des composantes du système à se coordonner de manière cohérente, ici et pas ailleurs, ce qui est une marque distinctive d'auto-organisation (Kelso & Schöner, 1988).

Dans un système auto-organisé, non seulement certains patrons sont spontanément moins variables et plus précis mais la présence de patrons de coordination préférentiels rend difficile voir impossible la production d'autres patrons de coordination, ils gouvernent ainsi toute la performance motrice. Ce paradigme TKY s'est révélé être très bon outil expérimental pour localiser la formation de patrons de coordination préférentiels d'un système que l'on ne connaît pas à priori. Il pourrait constituer un bon outil afin d'identifier, d'attester et/ou d'infirmer la présence de patrons de coordination préférentiels dans la graphomotricité (e.g., orientations préférentielles).

### *1.3. Changement de patrons de coordination*

#### 1.3.1. Changement spontané

A un niveau de contraintes relativement spontané, l'expérience de Kelso (1981, 1984) a montré que deux patrons de coordination pouvaient être produits et que le patron en phase était toujours plus stable que le patron en antiphase. Quand la fréquence de mouvement était augmentée, différents phénomènes ont été observés en fonction du patron de coordination dans lequel se trouvait le système. La fréquence de mouvement est une contrainte non spécifique puisqu'elle ne prescrit pas le patron de coordination que le système doit adopter. Lorsque les participants devaient produire le patron en anti phase, le patron qui était initialement le moins stable devenait de plus en plus difficile à maintenir lorsque la fréquence de mouvement était augmentée. A partir d'une fréquence critique (environ 2.25 Hz), les expérimentateurs ont observé le passage soudain du patron en anti phase vers le patron en phase : c'est une transition de phase. La Figure 2-3A illustre les déplacements des index droit et gauche en fonction du temps et la Figure 2-3B illustre l'évolution de la phase relative entre les deux composantes rythmiques en fonction du temps, alors que la fréquence de mouvement des doigts est graduellement augmentée de 1.5 à 2.5Hz. Les caractéristiques typiques des transitions de phase ont été extensivement étudiées au niveau théorique et expérimental (e.g., Haken *et al.,* 1985 ; Kay, Kelso, Saltzman, & Schöner, 1987 ; Kelso, Scholz, & Schöner, 1988 ; Scholz *et al.,* 1987 ; Schöner *et al.,* 1986).

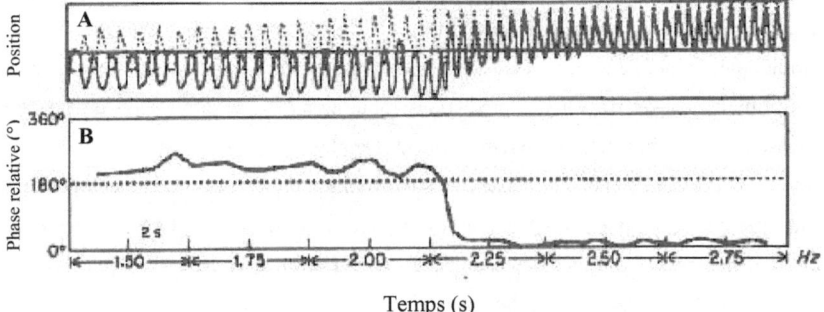

Temps (s)

**Figure 2-3 :** La Figure A représente les séries temporelles de la position de l'index droit (traits pleins) et gauche (traits pointillés). La Figure B représente par un passage de 0° à 180° de phase relative entre les mouvements des deux index.

Le changement graduel dans la fréquence de mouvement entraîne le passage du patron en antiphase vers le patron en phase qui est accompagné d'un changement subi et marqué de la phase relative de 180° à 0°, c'est un indicateur de non-linéarité du système (Kelso, 1981). Le paramètre de contrôle qui amène le système à changer de patron est donc la fréquence de mouvement. De plus, la transition de phase spontanée est précédée par une augmentation de la variabilité de la phase relative qui est une caractéristique typique des transitions de phase.

Le changement de patron n'est aucunement prescrit par une instance supérieure puisqu'à aucun moment l'augmentation de la fréquence de mouvement (paramètre non spécifique) n'indique quand et quel patron de coordination le système doit adopter.

Enfin, lorsque les participants réalisaient initialement le mode en phase et que la fréquence de mouvement était diminuée, les participants n'adoptaient pas le patron en anti phase. Ils continuaient à réaliser le mode en phase même pour de faibles fréquences de mouvement : le passage d'un patron à un autre n'était donc pas réversible. Ce phénomène montre que les transitions entre les modes en phase et anti phase ne se réalisent pour une même valeur du paramètre de contrôle, c'est-à-dire pour un même niveau de contraintes. Le phénomène d'hystérèse est retrouvé.

Cette expérience a mis en évidence non seulement la présence de deux patrons de coordination préférentiels à une fréquence de mouvement faible, une différence de stabilité entre ces deux patrons, la présence d'une transition soudaine du patron en anti phase vers le patron en phase et l'absence de réversibilité de cette transition allant dans le sens que le patron en phase est préféré et plus stable que le patron en anti phase. L'identification de ces propriétés laisse croire que sont à l'œuvre les mêmes processus d'auto-organisation que ceux identifiés dans les systèmes physico-chimiques. On peut voir ici un avantage au concept de stabilité qui permet de réunir à l'intérieur d'un même concept, l'invariance et le changement de comportement, et d'avoir des prédictions robustes sur la déstabilisation du système en réponse à une modification de l'environnement. De plus, une seule variable, la phase relative entre les composantes (i.e., deux index) et son évolution en fonction de la manipulation d'un paramètre non spécifique permet de rendre compte à la fois de la formation de patrons stables, de leur différence de stabilité et du changement de patron (Kay *et al.*, 1987 ; Kelso, Scholz, & Schöner, 1988 ; Scholz, Kelso, & Schöner, 1987).

L'ensemble de ces phénomènes comportementaux représente ce que l'on appelle la dynamique de coordination spontanée ou dynamique intrinsèque (Schöner & Kelso, 1988) de la coordination bimanuelle et cette dynamique répond simplement à la dynamique de la phase relative entre les composantes rythmiques du système (Haken *et al.*, 1985).

A ce niveau de description une question reste encore en suspend. La dynamique de coordination spontanée détermine les changements spontanés de patrons de coordination en réponse à une contrainte non spécifique. Cependant, les systèmes animaux ou humains peuvent également passer d'un patron à un autre de façon intentionnelle. Si l'on prend l'exemple de l'écriture, où les formes graphiques peuvent être décrites par différentes relations de phase entre les composantes du système graphomoteur (Hollerbach, 1981), la production d'un mot s'effectue par le passage volontaire d'un patron de coordination à un autre. Si la dynamique de coordination permet de connaître les processus qui gouvernent les transitions spontanées (stabilité/instabilité), il faut s'interroger sur son influence sur les transitions intentionnelles de patrons.

### 1.3.2. Changement intentionnel

Les êtres vivants sont doués de capacités d'adaptation importantes leur permettant notamment, d'apprendre de nouveaux patrons de coordination (Zanone & Kelso, 1992, 1997), de stabiliser des patrons de coordination instables (Fink, Foo, Jirsa, & Kelso, 2000) et surtout de changer intentionnellement de patrons de coordination (Scholz & Kelso, 1990 ; Carson, Goodman, Kelso, & Elliott, 1994 ; Serrien & Swinnen, 1999). Les prédictions théoriques concernant l'influence de la dynamique de coordination spontanée sur les capacités à passer intentionnellement d'un patron à un autre proviennent d'un modèle de la dynamique de la phase relative (Haken *et al.*, 1985 ; Schöner *et al.*, 1986) dans lequel le rôle de l'intention est incorporé (Schöner & Kelso,1988a). Les détails des analyses mathématiques (Schöner & Kelso, 1988a) amènent à la prédiction selon laquelle la dynamique de coordination spontanée devrait influencer le processus de changement intentionnel entre les patrons comportementaux. Cette prédiction est que le temps que met le système pour changer de patron dépend de la stabilité des patrons de coordination eux-mêmes et de la position initiale du système. Par exemple, dans le cadre de la coordination bimanuelle, s'il est vrai que le patron de coordination en antiphase est moins stable que le patron en phase, le système devrait passer plus vite du patron 180° vers 0° que dans le sens inverse. La différence fondamentale entre la transition spontanée et la transition intentionnelle est que dans le cadre d'une transition intentionnelle, la déstabilisation du patron initial est prescrite par la tâche elle-même et la transition de phase n'est pas précédée d'une augmentation des fluctuations de la variable collective.

Pour explorer cette prédiction, le temps de transition, une mesure introduite par Scholz *et al.* (1987), a été utilisé afin de quantifier le processus de changement de patron de coordination et de comparer les processus de changement à travers différentes conditions. Scholz et Kelso (1990) ont testé ces prédictions théoriques au niveau de la coordination bimanuelle. Ils ont demandé aux participants d'effectuer des transitions entre les deux patrons de coordination préférentiels, de 0° à 180° et de 180° à 0°. Les participants devaient changer de patron le plus rapidement à la suite d'un signal sonore. Ils ont mesuré le temps mis par les participants pour changer de patron définit comme le temps entre le moment où le patron initial se déstabilisait après l'instruction de changement et le moment où il produisait le second patron de manière stable. Les critères de déstabilisation et de stabilisation des patrons étaient de considérer qu'un patron était stable quand sa valeur de la phase relative se trouvait entre +/-15° autour du patron requis produit.

Les résultats de cette expérience ont retrouvé la même différence de stabilité entre les patrons en antiphase et en phase que les études précédentes (Kelso, 1981). De plus, en accord avec les prédictions théoriques, le temps de transition pour passer du patron en phase vers le patron en antiphase était plus long que dans le sens inverse. Ces résultats confirment que les processus de transitions intentionnelles dépendent de la stabilité initiale des patrons impliqués dans la transition et de leur position relative dans la transition. Plus la variabilité du patron initial est importante, plus il se déstabilisera rapidement et plus le temps sera court pour aller vers un patron plus stable qui se stabilisera plus vite. Comme pour les transitions spontanées, l'ensemble des études des transitions intentionnelles ont confirmé que les processus de changement intentionnel de patrons étaient également sous l'emprise de la dynamique de coordination spontanée du système (Carson *et al.*, 1994 ; Carson, Byblow, Abernethy, & Summers, 1996 ; Greene, 1994).

On comprend maintenant le rôle crucial de l'identification de la dynamique de coordination spontanée d'un système complexe. Tout le comportement du système moteur est gouverné par la présence de patrons de coordinations auto-organisés et leur analyse détaillée permet de proposer des prédictions concernant leurs capacités d'adaptation en réponses à une contrainte non spécifique (e.g., vitesse) ou spécifique (e.g., changement intentionnel). Par conséquent, si le système moteur impliqué dans l'écriture, qui est un système complexe et ouvert, démontre certaines propriétés d'auto-organisation de par la présence d'orientations préférentielles, leur identification semble primordiale pour comprendre les processus de formation de formes graphiques plus ou moins stables, leur déstabilisation en réponse en une contrainte non spécifique comme la vitesse de mouvement, ainsi que les processus de passage intentionnel d'une forme à une autre.

A ce niveau de description, la question que l'on peut naturellement se poser est comment peut on modéliser ces comportements ? L'approche dynamique des coordinations motrices a utilisé les théories des systèmes dynamiques non-linéaires afin de fournir une description mathématique précise et fidèle de ces phénomènes observés au niveau comportemental (multistabilité, perte de stabilité, transition). Dans cette perspective, on étudie non pas l'évolution de chaque composante du système de façon individuelle mais l'on s'intéresse au produit de leur coordination au niveau macroscopique, à savoir la dynamique du couplage entre les membres oscillants. Une modélisation de la coordination bimanuelle sous la forme de la dynamique d'oscillateurs couplés non-linéaires a été proposée par Haken, Kelso, et Bunz (1985).

## 2. Modélisation de la dynamique de coordination spontanée

### 2.1. Concept et langage des systèmes dynamiques

Les théories dynamiques des coordinations motrices ont emprunté le langage et les outils provenant des systèmes dynamiques. Nous allons succinctement définir quelques concepts de base afin de faire la correspondance entre les comportements observés et leur description dans le langage des systèmes dynamiques.

Les *systèmes dynamiques* font référence à la formalisation mathématique des comportements observés et plus exactement à leur évolution temporelle. Un système dynamique est un système d'équations différentielles (équation du mouvement) exprimant l'évolution temporelle d'une ou plusieurs variables x. Le principal intérêt concerne l'évolution temporelle de la variable collective, la phase relative, puisque celle-ci décrit l'ensemble des comportements auto-organisés observés au niveau comportemental.

Un attracteur est défini tel que quelles que soient les conditions initiales de x (valeur initiale de la variable collective), toutes les trajectoires du système convergent dans le temps fini vers une seule ou plusieurs solutions appelées attracteurs. Le terme attracteur correspond à la description mathématique des patrons de coordination préférentiels. L'attracteur est une solution stable d'un système dynamique et la stabilité d'un attracteur est mesurée en utilisant des techniques de perturbations, principe similaire à celui décrit dans le cadre des patrons auto-organisés (Sholz *et al.*, 1987).

Comme dans tout système multistable, l'évolution de l'état du système considéré en réponse à une augmentation d'un paramètre de contrôle dépend de la valeur initiale du système (x) et du degré de stabilité de l'attracteur. En réponse à une modification graduelle d'un paramètre de contrôle, il peut survenir une transition de phase ou bifurcation. La bifurcation correspond à la formalisation mathématique du phénomène de transition de phase des systèmes auto-organisés.

### 2.2. Dynamique d'oscillateurs couplés non-linéaires

Les activités animales comme la marche, la course ou l'écriture exigent des membres individuels des mouvements périodiques. Lors de l'exécution d'actes moteurs périodiques, les membres ou articulations (e.g., doigts, jambes) peuvent être considérés comme des oscillateurs biologiques couplés entre eux (Kugler & Turvey, 1987; Kugler *et al.*, 1980). La formalisation de ces observations comportementales (bistabilité, transitions de phase, monostabilité) s'est alors faite en assimilant chaque membre (index) à des oscillateurs non-linéaires se couplant de façon non-linéaire (Kelso, Holt, Rubin, & Kugler, 1981; Haken, *et al.*, 1985). Il existe à priori différentes possibilités de couplage entre deux oscillateurs : linéaire et non-linéaire. D'une façon générale, un système linéaire n'a pas de solution préférée. Un changement dans les paramètres (e.g., fréquence ou amplitude) entraîne systématiquement un changement de l'état dans lequel se trouve le système (valeur de la variable x). De même, si l'on applique une perturbation quelconque sur le système alors qu'il est dans un état stable, le système va forcément changer d'état et ne va pas revenir dans son état initial. On dit qu'un système linéaire est sensible linéairement à des modifications de paramètres : différents comportements résultent de différents paramètres du système. De plus, dans un système linéaire, il y a une relation de proportionnalité entre une modification graduelle d'un paramètre (e.g., vitesse de mouvement) et ces effets sur la variable x (e.g., phase relative).

Contrairement au système linéaire, les systèmes dynamiques non-linéaires peuvent rendre compte de la coexistence de plusieurs attracteurs, un cas de figure souvent observé dans les systèmes complexes et notamment biologiques, ainsi que des transitions de phase non-linéaires (ou bifurcations) qui existent lors du passage d'un attracteur à un autre en réponse une modification du paramètre de contrôle (Kugler et al., 1980).

A partir des données empiriques afférantes aux caractéristiques de chaque oscillateur (fréquence, amplitude et phase) ainsi que de leur couplage, il a été montré que la dynamique de la phase relative répond à la dynamique de couplage non-linéaire entre deux oscillateurs (Haken et al., 1985 ; Kelso & Schöner, 1987). Dans ce contexte, les patrons de coordination bimanuels sont définis par les relations de phase entre les deux oscillateurs. Ce modèle offre une description mathématique fidèle des phénomènes observés à savoir : la présence de deux attracteurs (0° et 180°), la différence de stabilité (0° est plus stable que 180°), la transition abrupte du patron en antiphase (180°) vers le patron en phase (0°) lorsque la fréquence de mouvement est augmentée (monostabilité) et le phénomène d'hystérèse (Haken et al., 1985). De plus, une modification du modèle HKB initial a permis d'intégrer les phénomènes observés au cours des transitions intentionnelles de patrons (Schöner & Kelso, 1988c).

Dans le modèle HKB, les propriétés d'attraction de la phase relative entre deux oscillateurs sont retrouvées puisqu'elles correspondent tout simplement à la synchronisation de deux oscillateurs non-linéaires en phase et en anti phase (Kelso & Schöner, 1987; Pikovsky, Rosenblum, & Kurths, 2003, pour une des phénomènes de synchronisation). Chaque oscillateur a des caractéristiques qui lui sont propres (fréquence d'oscillation, amplitude, phase). Mais, en dépit de différence de fréquence propre entre les deux oscillateurs, ceux-ci adoptent spontanément une fréquence commune qui assure leur synchronisation. Le couplage de deux oscillateurs non-linéaires est alors gouverné par la dynamique de la phase relative. La richesse de la dynamique des oscillateurs couplés non-linéaires réside dans sa généralité, car elle peut servir à modéliser la majorité des comportements rythmiques quelle que soit leur nature. En effet, la synchronisation de deux oscillateurs mutuellement couplés s'applique aux expériences classiques de Huygens (1673, cité dans Pikovski, Rosenbaum, & Kurths, 2003) concernant la synchronie de deux pendules («sympathy of two clocks») ou de Rayleigh (1945, cité dans Pikovski et al., 2003) concernant le phénomène de synchronisation de systèmes acoustiques. Elle couvre aussi une multitude d'expériences concernant les phénomènes biologiques (Pikovski *et al.,* 2003). Quel que soit le système, la synchronisation entre deux composantes, dotées de propriétés oscillatoires, est une règle. Cette dynamique d'oscillateurs couplés non-linéaires s'étend alors à d'autres tâches de coordinations motrices : la coordination entre les membres de deux personnes différentes (Schmidt *et al.,* 1990) ou encore la coordination entre un bras et une jambe (Kelso & Jeka, 1992). Puisque la synchronisation de deux oscillateurs non-linéaires est une règle, pourquoi en serait-il autrement au niveau du couplage entre les composantes oscillatoires (x et y) impliquées dans l'écriture ? Le modèle HKB a été formulé pour un système dans lequel les deux composantes oscillatoires (deux index) ont la même fréquence propre et se couplent à la même fréquence (régime isofréquentiel). Cependant, d'autres types de coordination existent comme la coordination des deux oscillateurs à des régimes multifréquentiels. La coordination multifréquentielle[12] entre les composantes oscillatoires du système graphomoteur est notamment nécessaire pour écrire le chiffre '8' ou encore une lettre comme le 'f'.

Plusieurs études se sont intéressées à la dynamique de coordination multifréquentielle notamment au niveau des tâches de tapping bimanuel (Peper, Beek, & van Wieringen, 1995). Prenons l'exemple d'une tâche de tapping entre deux mains à différentes fréquences de mouvement. Les différents rythmes peuvent être décrits par le rapport entre les fréquences de chaque main (e.g., 3:2 ou 5:3). Chaque rapport de fréquence correspond alors à un patron de coordination spécifique entre les deux oscillateurs. Les rapports fréquences de bas ordre (i.e., rapport avec un numérateur plus petit que le dénominateur) sont exécutés avec une variabilité temporelle moins importante que les rapports de fréquence de haut ordre (4:3, 5:3) (e.g., Peper *et al.,* 1995 ; Beek, Peper, & Stegeman, 1995; Jagacinski, Peper, & Beek, 2000, pour une revue). Dans différentes expériences, les caractéristiques d'attraction (rapport de bas ordre) et des transitions de phase (transition d'un rapport 2:1 vers un rapport de plus bas ordre 1:1) induites par une augmentation de fréquence ont été retrouvées (Beek *et al.,* 1995). Ces caractéristiques montrent une ressemblance avec les phénomènes d'attraction de phase (i.e., 0° et 180°) et de transition de phase observés dans le cadre du couplage isofréquentiel entre les deux index (Kelso, 1984). La fréquence de mouvement correspond au paramètre de

---

[12] Rappelons que dans le cas de deux oscillateurs initialement non couplés, qui ont comme propriété d'osciller spontanément à une fréquence qui leur est propre ( $\omega_1$ et $\omega_2$ ), ces deux oscillateurs vont adopter une fréquence d'oscillation commune qui assure leur couplage (e.g., 0° et 180°). Maintenant, la différence entre les fréquences respectives de chaque oscillateur $\Delta\omega$ = $\omega_1$ - $\omega_2$ peut varier. Si $\Delta\omega$ = 0, cette situation fait référence à une synchronisation des deux oscillateurs à une fréquence commune 1:1 ou régime isofréquentiel. Si $\omega_1$ est proche de $2\omega_2$, la synchronisation multifréquentielle à 2:1 se produit telle que l'intervalle de temps pour une oscillation dans l'oscillateur 2 est le même que deux oscillations dans l'oscillateur 1 : on parle de régime multifréquentiel.

contrôle dans le sens où il amène de manière non spécifique le système d'un patron de coordination (rapport de fréquence) à un autre, à travers une perte de stabilité de l'état initial. Le rapport de fréquence est identifié comme la variable collective du système. Une extension du modèle HKB initial a été proposée pour des oscillateurs ayant des fréquences différentes (Fuchs, Jirsa, Haken, & Kelso, 1996) et la dynamique de coordination multifréquentielle répond à celle d'oscillateurs couplés non-linéaires.

Cette extension du modèle HKB à des régimes multifréquentiels a permis d'étendre les théories dynamiques des coordinations motrices à la coordination entre deux composantes oscillatoires orthogonales dans une tâche de formation de trajectoire en 2D (Buchanan *et al.*, 1996 ; Buchanan, Kelso, & de Guzman, 1997 ; de Guzman, Kelso, & Buchanan, 1997). Cette généralisation nous intéresse au plus haut point, puisque l'écriture est une tâche de formation de trajectoire en 2D. Comme nous allons le détailler plus bas, ces études ont montré la présence d'une dynamique de coordination spontanée dans une tâche de formation de trajectoire et son appartenance à des modèles d'oscillateurs couplés non-linéaires.

### 2.3. Généralisation du modèle d'oscillateurs couplés à la formation de trajectoire

Schöner (1994) a été le premier à s'être intéressé d'un point de vue théorique à la formation de trajectoire selon une approche dynamique. Plus récemment, des données expérimentales (Buchanan *et al.*, 1996; Buchanan *et al.*, 1997) ont montré la présence d'une dynamique de coordination dans une tâche de formation de trajectoire en 2D.

Buchanan et collaborateurs (1996) ont étudié la coordination motrice dans une tâche de formation de trajectoire en 2D de l'index droit. Les participants devaient produire avec leur index deux formes graphiques correspondant à un '8' et à un '0'. Chaque forme graphique correspond à un patron de coordination spécifique entre les mouvements périodiques d'abduction-adduction (x) et de flexion-extension (y) de l'index. Ces composantes oscillatoires sont assimilées à des oscillateurs orthogonaux. Dans cette tâche, la forme '8' est caractérisée par un rapport fréquence 2:1 (régime multifréquentiel) et une phase relative de 90° entre x(t) et y(t). Pour produire la forme 8, l'oscillateur x effectue deux cycles alors que l'oscillateur y effectue un seul cycle pendant la même période (cf. Figure 2-4 B et D). Comme le montre la Figure 2-4F, ces différences de fréquence entre les oscillateurs se traduisent au niveau du spectre de fréquence par une puissance de x plus importante que celle de y. La forme 0 est caractérisée par un rapport de fréquence 1:1 et une phase relative de 90° entre x(t)

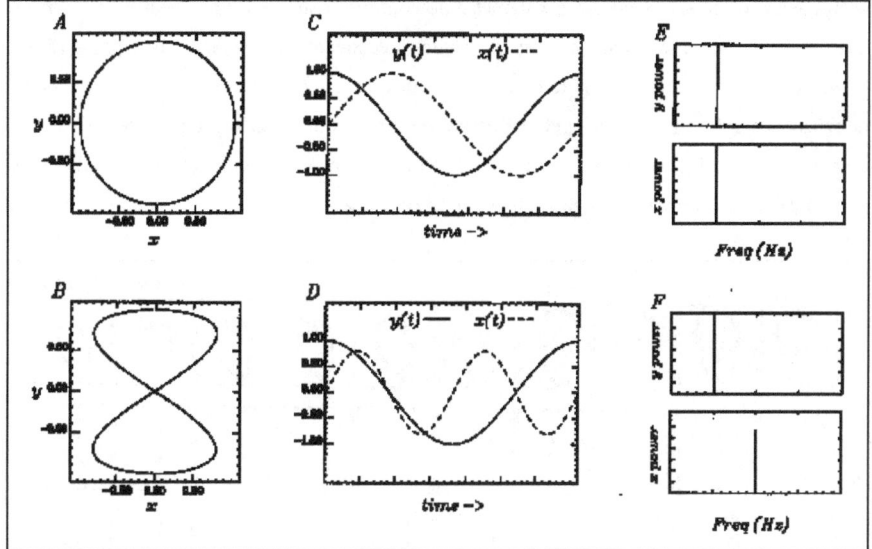

**Figure 2-4 :** La forme 0 (Figure A) et 8 (Figure B) sont des exemples idéalisés des patrons requis construits à partir d'oscillations sinusoïdales. Les patrons dans A et B sont décomposés à partir de leur séries temporelles x (t) et y (t) dans C et D respectivement. Les spectres de puissance pour ces cycles sont donnés en E et F (tiré de Buchanan, Kelso, & Fuchs, 1996).

Les participants devaient produire chaque patron de coordination en suivant la fréquence d'un métronome auditif qui augmentait progressivement de 0.8 Hz à 1.7 Hz par palier de 0.1 Hz. Les résultats ont montré que pour une fréquence de mouvement faible, les formes 8 et 0 pouvaient être produites de manière stable, prouvant ainsi le caractère bistable du système. Quelle que soit la fréquence imposée, la forme 0 pouvait être maintenue. Par contre, quand les participants commençaient par la forme 8, le passage abrupt de la forme 8 à la forme 0 à une valeur de fréquence critique était observé et la *transition de phase* était précédée d'une augmentation des fluctuations[13]. La Figure 2-5 illustre le passage vers la forme 0 à une valeur de fréquence critique de 1.3 Hz qui était accompagné par un changement dans les rapports de fréquence entre les deux composantes oscillatoires, passant de 2:1 à 1:1. Non seulement chaque forme est caractérisée par un rapport de fréquence spécifique entre les deux oscillateurs, mais le rapport de fréquence permet également de rendre compte du changement soudain de patron en réponse à une augmentation continue de la fréquence de mouvement. Le rapport de fréquence est considéré comme la variable collective du système et

---

[13] L'augmentation des fluctuations était observée dans les amplitudes de Fourier de x(t) et y(t).

la fréquence de mouvement est le paramètre de contrôle (contrainte non spécifique). Notons que ces résultats sont compatibles avec des études précédentes sur les tâches de tapping (Beek *et al.*, 1995) qui montraient que le rapport de fréquence 2:1 était moins stable que le rapport de fréquence 1:1. Ainsi, le changement de patron est la conséquence d'une perte de stabilité du patron initial (2:1) amenant le système à adopter spontanément un patron plus stable (1:1), ceci constitue une marque d'un processus d'auto-organisation.

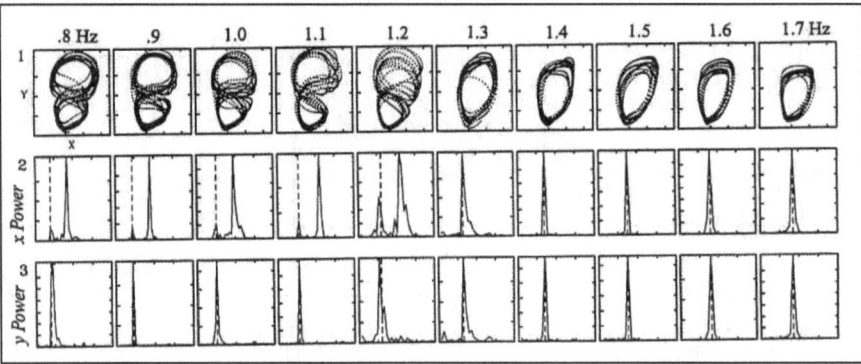

**Figure 2-5** : Les trajectoires produites par la superposition de x (t) et y (t) correspondent à la ligne du haut. La deuxième et troisième ligne illustrent la puissance spectrale de x (t) et y (t) respectivement (tiré de Buchanan, Kelso, & Fuchs, 1996).

Nous venons de reporter des résultats montrant des transitions abruptes et soudaines d'un patron de coordination ('8') vers un autre patron plus stable ('0'). Cependant, un participant a manifesté un changement différent de patrons en réponse à l'augmentation de la fréquence de mouvement. Alors qu'il produisait la forme '8', ce participant se mit à produire une forme ressemblant à la lettre 'C', à partir d'une fréquence de 0.9 Hz. Ce changement de forme se traduit par un changement dans la relation temporelle entre les deux oscillateurs x et y. Alors que le rapport de fréquence de 2:1 était maintenu, le passage de la forme '8' à la forme 'C' se traduisait par un changement dans la valeur de la phase relative de 90° (pour la forme '8') autour de 45° (pour la forme 'C'). Le passage d'un patron de coordination de 90° (plus exactement : 2:1 et 90°) vers une phase relative de 45° était la conséquence d'une perte de stabilité du patron de coordination initial 90°. Ces résultats suggèrent que pour un rapport de fréquence fixé, la phase relative de 45° est plus stable qu'une phase relative de 90°. Ce patron de coordination ne peut pas être uniquement décrit par un simple rapport de fréquence entre x et y mais une autre variable est nécessaire pour rendre compte de l'ensemble des processus impliqués dans la formation de différentes trajectoires ainsi que du passage d'une forme à une autre. Ces résultats suggèrent deux possibilités. D'une part, on peut distinguer différentes trajectoires en terme de rapports de fréquence différents entre les composantes x et y (2:1 et 1:1) et observer des transitions spontanées entre ces patrons temporels qui obéissent au règle de transition habituellement (2:1 moins stable que 1:1). D'autre part, à l'intérieur d'un rapport de fréquence fixe (2:1 ou 1:1), des changements de phase entre les deux composantes x et y produisent différents patrons spatiaux. En changeant la phase entre les composantes, une plus grande variété de trajectoires spatiales peut être produite. Les règles de passage d'une phase relative à une autre dépendent également de la stabilité initiale des patrons impliqués dans la transition (90° moins stable que 45° ; 180° plus stable que 0°).

Les résultats de cette expérience sont importants en vue d'une généralisation des théories d'auto-organisation et des systèmes dynamiques à la production d'écriture cursive. Premièrement, cette étude a démontré que la formation de patrons spatiaux était liée à la coordination entre deux composantes oscillatoires produisant la trajectoire. Différentes trajectoires spatiales (8-0-C) correspondent à différents patrons de coordination qui peuvent être décrits en terme de relation temporelle entre les composantes spatiales de la trajectoire elle-même. Dans une tâche spatiale comme l'écriture, seules deux variables collectives semblent nécessaires, la phase relative et le rapport de fréquence entre les composantes oscillatoires x et y, afin de rendre compte de l'ensemble des trajectoires produites ainsi que des changements de formes observés en réponse à une modification de contrainte non spécifique (e.g., la fréquence de mouvement). Ces résultats sont importants puisqu'ils montrent que l'approche dynamique des coordinations motrices peut s'étendre à la coordination entre deux composantes spatiales de la formation de trajectoire en 2D.

Cependant, la dynamique de coordination spontanée mise en évidence au niveau de cette tâche de formation de trajectoire est un peu différente de celle rencontrée au niveau de la coordination bimanuelle isofréquentielle. Cette dynamique de coordination est plus riche, dans le sens où plus de deux patrons de coordination spatiaux peuvent être adoptés par le système (e.g., 8-0-C) et que plus d'une variable est nécessaire pour décrire l'ensemble des trajectoires produites, ainsi que leur changement en réponse à différentes contraintes. Enfin, comme l'ensemble de la motricité rythmique, cette dynamique de coordination spontanée répond à la dynamique de couplage non-linéaire entre deux oscillateurs (Buchanan *et al.,* 1996 ; de Guzman *et al., 1997*). Cette généralisation de l'approche dynamique des coordinations motrices à la formation de trajectoire offre une argumentation pour aborder la formation de différentes formes graphiques, leur changement en réponse à une modification de contraintes et le passage d'une forme à une autre lors de la production d'écriture.

## 3. Problématique

Nous allons exposer les arguments théoriques et empiriques qui nous conduisent à poser l'hypothèse que la production d'écriture pourrait être mieux comprise sous une approche dynamique des coordinations motrices. Nous allons voir que la graphomotricité peut répondre aux mêmes principes d'auto-organisation et aux modèles d'oscillateurs couplés non-linéaires.

Il est en effet possible de faire un parallèle entre certaines caractéristiques de l'écriture et les caractéristiques des systèmes dynamiques. Il existe d'une part des indications témoignant du caractère auto-organisé de la production d'écriture (patrons de coordination préférentiels, transition de phase) et d'autre part, des indications que la production d'écriture pourrait être décrite par peu de variable(s) collective(s) qui correspondent à la phase relative et au rapport de fréquence entre les composantes rythmiques du système graphomoteur.

Premièrement, la présence de tendances de coordination spontanées (e.g., orientations préférentielles, cf. van Sommers, 1984) qui correspondraient à des modes de coordination spécifiques entre les composantes oscillatoires (x' et y' ou x et y) de la trajectoire, peuvent être vue comme une indication de la présence de *patrons de coordination préférentiels* dans la graphomotricité. En effet, non seulement ces tendances préférentielles sont plus fréquemment employées et plus précises, mais elles biaisent également la production des autres modes de coordination, qui dénotent des erreurs systématiques en direction de la tendance préférentielle la plus proche (Meulenbroek & Thomassen, 1991 ; van Sommers, 1984). Cette dernière caractéristique rappelle les propriétés d'attraction ou d'inaccessibilité des patrons de coordination préférentiels auto-organisés d'un système complexe (Turvey, 1990).

Deuxièmement, s'inspirant des travaux de Dounskaïa *et al.* (2000), nous pensons que le passage spontané de la production d'un cercle à une ellipse inclinée vers la droite en réponse à une augmentation de la fréquence de mouvement pourrait indiquer la présence d'une *transition de phase* d'une forme moins stable (cercle) à une forme plus stable (ellipse). La fréquence de mouvement, pourrait être assimilée à un *paramètre de contrôle* qui amène le système à changer de patron. Comme dans cette expérience, la transition de phase était caractérisée uniquement par un changement de la valeur de la phase relative entre les composantes du système (x et y ou x' et y'), allant de 90° (cercle) et à 45° (ellipse), cela indique que la phase relative pourrait être une bonne candidate de *variable collective*.

Cette dernière hypothèse est de prime abord supportée par le modèle d'Hollerbach (1981), qui a montré que la majorité des formes graphiques composantes l'écriture peuvent être décrites en terme de relation de phase et de rapport fréquence entre deux oscillateurs orthogonaux (Hollerbach, 1981 ; Singer & Tishby, 1994), surimposée par une translation horizontale de la gauche vers la droite. La phase relative et le rapport de fréquence seraient déterminants de la formation des formes basiques de l'écriture, alors que l'amplitude relative entre les oscillateurs modulerait la taille de ces formes. Comme au niveau de la formation de trajectoire (Buchanan *et al.*, 1996), deux variable(s) collective(s) seraient nécessaires pour rendre compte de l'ensemble de la production d'écriture.

Enfin, nous voyons dans les travaux sur la formation de trajectoire (Buchanan *et al.*, 1996) un argument supplémentaire indiquant que : non seulement la formation de trajectoire est le fruit d'un processus d'auto-organisation, mais que la formation de patrons stables et les transitions entre ces patrons obéissent aux prédictions théoriques se basant sur les propriétés de stabilité du système et répondent aux modèles d'oscillateurs couplés non-linéaires.

Ces données empiriques et théoriques constituent, de notre point de vue, des arguments solides nous permettant de poser l'hypothèse que la graphomotricité est gouvernée par une dynamique de coordination spontanée qui pourrait être décrite, à un niveau macroscopique, par peu de variable(s) collective(s), à savoir la phase relative et le rapport de fréquence entre les composantes de la trajectoire en 2D. Comme l'ensemble de la motricité rythmique, cette dynamique devrait répondre au couplage non-linéaire entre les deux composantes oscillatoires impliquées dans la coordination.

Plus précisément, nous posons l'hypothèse de la présence plusieurs patrons de coordination préférentiels dans l'écriture (multistabilité) et que les propriétés de stabilité de ces patrons gouvernent la production d'écriture quant à la formation de formes graphiques stables, à leur résistance face à des contraintes variées et au passage d'une forme à une autre. Chaque forme graphique (lettre ou partie de lettre) pourrait être décrite de façon univoque en terme de patron de coordination spécifique entre les composantes de la trajectoire. L'enchaînement de formes graphiques nécessaires pour constituer un mot prendrait l'allure de transitions de phase intentionnelles entre les différents patrons de coordination.

L'avantage d'une telle approche est que la stabilité des patrons de coordination préférentiels sont théoriquement prédits : des régimes multifréquentiels sont moins stables que les régimes isofréquentiels et à l'intérieur d'un régime donné, les patrons en phase et en antiphase devraient être des attracteurs, la relation de phase 0° étant plus stable que 180°. Au regard des résultats sur la formation de trajectoire (Buchanan *et al.*, 1996) et des travaux de Dounskaïa *et al.* (2000), on s'attend à la présence d'autres patrons de coordination préférentiels, notamment la relation de phase 45° (ellipse inclinée vers la droite) qui devrait être plus stable que 90°. Si la distribution et la stabilité des différentes formes graphiques sont

72

établies, les processus de passage intentionnel entre ces formes ainsi que leur déstabilisation en réponse à une contrainte peuvent être théoriquement prédits.

Dans ce travail de thèse, nous avons intentionnellement choisi de commencer par identifier la dynamique de coordination spontanée de la graphomotricité dans le cadre où les deux oscillateurs ont la même fréquence (régime isofréquentiel), car elle correspond à la situation la plus simple. Trois expériences ont été conduites.

Dans la première expérience, nous évaluerons la dynamique de coordination spontanée de la graphomotricité de personnes adultes. L'identification des patrons de coordination préférentiels auto-organisés du système graphomoteur se fera au travers de l'utilisation de la méthode de scanning (adapté de Tuller & Kelso, 1985) qui permet de localiser et d'évaluer la stabilité les patrons de coordination d'un système. L'adaptation de ce paradigme à l'écriture cursive est de demander aux individus de produire diverses formes graphiques qui correspondent à différents modes de coordination entre les composantes x et y de la trajectoire du stylo. Une fois que les patrons de coordination préférentiels sont identifiés, la deuxième expérience vise à tester les prédictions théoriques concernant la résistance de ces patrons préférentiels à des contraintes diverses. On s'attend à ce que les patrons de coordination les moins stables se déstabilisent le plus vite et de façon plus importante sous l'effet de contraintes comme la fréquence de mouvement. Enfin, l'écriture manuscrite est une tâche où l'enchaînement consécutif de plusieurs patrons de coordination est un processus central de la performance motrice. Notre dernière expérience analyse les passages intentionnels entre différents patrons de coordination préférentiels qui devraient également dépendre de la dynamique de coordination spontanée de la grahomotrité.

## CHAPITRE III : EXPERIENCE 1

# 1. Introduction

Ainsi que nous l'avons déjà exposé, l'écriture est un acte de coordination motrice entre les mouvements rythmiques des doigts et du poignet qui peuvent être assimilables à des oscillateurs approximativement orthogonaux. Les formes graphiques peuvent être décrites par la simple modulation de la phase relative et du rapport de fréquence entre ces deux oscillateurs (Hollerbach, 1981). Chaque forme correspond à une coordination temporelle spécifique entre les deux composantes oscillatoires de la trace. De plus, il existe des orientations préférentielles dans les traces graphiques qui correspondent à des modes de coordination entre les deux composantes naturelles du système effecteur et donc à des modes de coordination spécifiques entre les composantes orthogonales de la trajectoire du stylo. Ces éléments nous amènent à poser l'hypothèse que ces deux oscillateurs orthogonaux se couplent de façon non-linéaire, c'est-à-dire préférentiellement à certaines valeurs de la phase relative entre les composantes x et y dans le cadre d'un régime isofréquentiel. Le principal objectif de cette première étude est d'identifier la dynamique de coordination spontanée de l'écriture, c'est-à-dire de localiser et d'établir la stabilité respective des éventuels patrons de coordination préférentiels caractérisant le système graphomoteur.

Afin de mettre en évidence la dynamique de coordination spontanée d'un système, il faut « scanner» l'ensemble des patrons de coordination possibles. Le paradigme TKY, développé par Tuller & Kelso (1985) et appelé « scanning » par Zanone et Kelso (1992), a été préalablement utilisé avec succès au niveau de la coordination bimanuelle (cf. Chapitre 2). Le principe de ce paradigme est de faire effectuer aux participants tous les patrons de coordination possibles entre les composantes (e.g., deux index) correspondant à différentes valeurs de phase relative de 0° à 180°. Parmi tous les patrons de coordination que les participants devaient produire, les patrons de coordination préférentiels 0° et 180° étaient reproduits avec une plus haute précision ainsi qu'une plus faible variabilité (Tuller & Kelso 1985). A l'inverse, lorsque la tâche ne coïncidait pas avec un patron préférentiel, la performance était caractérisée par une erreur importante en direction de l'attracteur le plus proche, ainsi qu'une grande instabilité. Ces attracteurs étaient définis par une pente négative dans la courbe d'erreur constante indiquant les erreurs systématiques des patrons voisins vers ceux-ci (sous-estimation et surestimation de la phase relative requise) pour des valeurs supérieures et inférieures de l'attracteur.

Cette méthode pour identifier les patrons de coordinations préférentiels de la coordination bimanuelle a été adaptée à l'écriture. Cette adaptation amène à demander à des participants de produire différentes formes graphiques, à savoir des traits et des ellipses. Ces formes correspondent à une variation de la phase relative entre les deux oscillateurs orthogonaux orientés soit dans l'axe de la feuille, soit avec un angle de 45°. Cette manipulation aboutit à deux séries de formes graphiques. Une première série de treize formes graphiques obliques (cf. Figure 3-2) correspond à la modulation de la phase relative (de 0° à 180°) entre les composantes orthogonales x et y orientées dans l'axe de la feuille. Une deuxième série de treize formes, orientées à la verticale et à l'horizontale (cf. Figure 3-3), correspond à des variations de la phase relative de 0° à 180° entre les deux oscillateurs orientés à 45° par rapport à l'axe de la feuille. Les patrons de coordination préférentiels de la graphomotricité devraient être caractérisés par une plus grande précision et stabilité, et manifester des propriétés d'attraction des patrons de coordination adjacents par la présence d'une pente négative dans la courbe d'erreur constante. A l'inverse, les formes graphiques ne coïncidant pas avec des patrons de coordination préférentiels devraient être difficiles, voire impossibles à produire, c'est-à-dire montrer une plus large variabilité et imprécision ainsi qu'une erreur systématique vers le patron préféré le plus proche. A l'instar de toute la motricité rythmique, on s'attend plus spécifiquement à ce que les deux oscillateurs (x et y) se synchronisent préférentiellement en phase (0°) et en anti-phase (180°), et que le patron 0° soit plus stable que le patron 180°. De plus, au regard de certaines données empiriques (Dounskaïa *et al.*, 2000 ; Buchanan *et al.*, 1996), on s'attend à la présence d'autres patrons de coordination préférentiels, comme le patron de coordination 45°. Nous nous attendons à observer une dynamique de coordination multistable caractérisée par une différence de stabilité entre ces patrons. De plus, nous posons l'hypothèse que la phase relative entre les composantes spatiales de la trajectoire en 2D permet de décrire de façon univoque cette dynamique de coordination.

## 2. Méthode

### 2.1. Population

Six participants droitiers (cinq hommes et une femme), âgés de 22 à 23 ans, ont effectué volontairement cette expérience.

## 2.2. Matériel

Les séries de formes graphiques apparaissaient successivement au centre d'une tablette digitale de format A5 (Wacom, surface active 21 cm X 15 cm) reliée à un ordinateur PC. La tablette graphique était insérée dans une table afin d'éviter une différence de hauteur entre la table et la tablette. Une illustration du dispositif est donnée par la Figure 3-1. Dès que le stylet touchait la tablette, les coordonnées X et Y (précision=0.5mm+/-0.02) du stylet étaient enregistrées à une fréquence de 100Hz et stockées pour des analyses ultérieures.

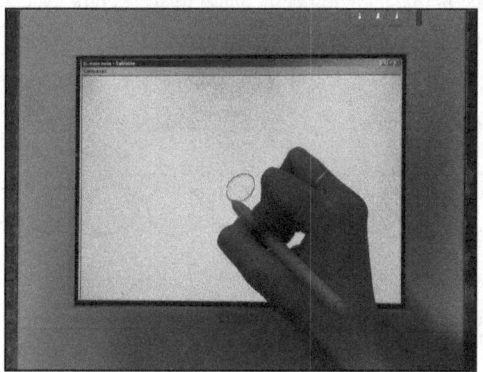

**Figure 3-1 :** Illustration du dispositif expérimental.

## 2.3. Tâche et Procédure

### TACHE

Les participants étaient assis sur une chaise ajustable avec les deux bras posés sur la table dans laquelle la tablette digitale était insérée. Deux séries de 13 formes, générées à partir des équations 1.04 et 1.05 (cf. Chapitre1, Partie 2.2.3), étaient présentées aux participants. Ces formes allaient d'une ligne de 2 cm à un cercle de 2 cm de diamètre, en passant par des ellipses d'excentricité variable. Les participants devaient produire deux séries de formes se différenciant par leur orientation de base, diagonale ou orthogonale. Une première tâche, appelée scanning de la phase relative (cf. Figure 3-2), était composée d'une série de 13 formes correspondant à la modulation de la phase relative entre les composantes x et y. Une deuxième tâche, appelée scanning de l'amplitude relative (cf. Figure 3-3), était composée d'une série de 13 formes correspondant à la modulation de l'amplitude relative entre les deux composantes x et y.

Pour les deux tâches de scanning, chaque forme restait sur l'écran sept secondes avant de faire place à la forme suivante. La durée totale d'un essai était 91 sec (7 sec x 13 formes) pendant lesquelles les participants ne devaient pas lever le stylet. Les participants avaient comme consigne d'être aussi précis que possible à une vitesse constante et spontanée tout en maintenant le contact entre le stylet et la surface graphique tout au long de l'essai.

### Scanning de la Phase Relative

La Figure 3-2 présente la manipulation de la phase relative entre les deux oscillateurs x et y. Elle allait de 0° à 180° par palier de 15°, produisant une séquence de 13 formes allant d'un trait oblique vers la droite ($\phi = 0°$) à un trait oblique vers la gauche ($\phi = 180°$) pour une amplitude relative constante égale à 1 ($A_y = A_x = 2$ cm).

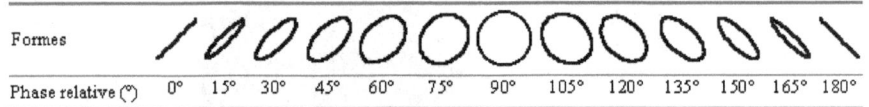

| Formes | | | | | | | | | | | | | |
| --- | --- | --- | --- | --- | --- | --- | --- | --- | --- | --- | --- | --- | --- |
| Phase relative (°) | 0° | 15° | 30° | 45° | 60° | 75° | 90° | 105° | 120° | 135° | 150° | 165° | 180° |

**Figure 3-2 :** Scanning de la phase relative. Correspondance entre les formes et leurs valeurs en terme de phase relative.

### Scanning de l'Amplitude Relative

La Figure 3-3 présente la manipulation de l'amplitude relative entre les deux oscillateurs x et y. Le scanning de l'amplitude relative consistait en une succession de formes orientées à la verticale et à l'horizontale. Les six formes verticales étaient obtenues en diminuant progressivement l'amplitude de l'oscillateur horizontal à partir de son amplitude maximale en 6 paliers successifs ($A_x = 6 = 2$cm à $A_x= 0$) alors que l'amplitude de l'oscillateur vertical restait à son amplitude maximale ($A_y = 2$cm). Les six formes horizontales ont été obtenues avec la même procédure, en diminuant progressivement l'amplitude de l'oscillateur vertical de son amplitude maximale en 6 paliers successifs ($A_y = 6 = 2$cm à $A_y= 0$) alors que l'amplitude de l'oscillateur horizontal restait à son amplitude maximale ($A_y = 2$cm). La forme centrale de ce scanning, c'est-à-dire un cercle parfait, correspondait à une amplitude maximale de chaque oscillateur. Les différentes valeurs d'amplitude relative étaient calculées avec une phase relative constante de 90°. Notons toutefois que cette série de formes correspond tout simplement à la variation de la phase relative de 0° à 180° lorsque les oscillateurs x et y sont orientés à 45° par rapport à l'axe de la tablette (cf. Figure 3-3).

77

Afin d'avoir une meilleure lecture des résultats et d'avoir une mesure commune pour les deux tâches, le scanning de l'amplitude relative a été traité en terme de phase relative après une rotation appropriée de 45° des axes de coordonnées. Les détails de cette transformation d'axes sont donnés en annexe. Cette procédure nous a permis d'avoir une correspondance de chaque valeur d'amplitude relative en terme de phase relative entre les deux oscillateurs : une amplitude relative spécifique dans l'ancien repère XY correspond à une et une seule valeur de phase relative dans le nouveau repère X'Y'. La correspondance entre les valeurs d'amplitude relative et de phase relative est donnée dans la deuxième ligne de la Figure3-3. De fait, à partir des séries temporelles brutes x(t) et y(t) recueillies pour cette tâche, nous avons effectué une rotation du référentiel orthogonal d'origine (X et Y) de 45° (cf. Annexe) afin de pouvoir effectuer les mêmes analyses pour les deux tâches. Il est important de noter que la rotation des axes de coordonnées préserve les propriétés métriques et topologiques des trajectoires démontrant de la validité de cette transformation. Dorénavant, pour cette expérience, les résultats du scanning de l'amplitude relative seront donc toujours exprimés en terme de valeurs de phase relative.

| Formes | 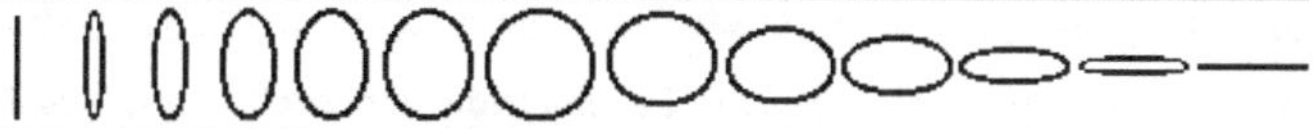 | | | | | | | | | | | | |
|---|---|---|---|---|---|---|---|---|---|---|---|---|---|
| Amplitude relative Ay:Ax | 6:0 | 6:1 | 6:2 | 6:3 | 6:4 | 6:5 | 6:6 | 5:6 | 4:6 | 3:6 | 2:6 | 1:6 | 0:6 |
| Phase relative correspondante | 0° | 19° | 37° | 53° | 67° | 80° | 90° | 100° | 113° | 127° | 143 | 161° | 180° |

**Figure 3-3** : Scanning de l'amplitude relative. Correspondance entre les formes et leurs valeurs en terme d'amplitude relative et de phase relative après une rotation d'axes de 45°.

Pour les deux tâches, deux variables additionnelles ont été manipulées :
- le sens de rotation dans lequel les participants reproduisaient les ellipses : horaire (H) ou antihoraire (AH).
- le sens de progression du scanning : ascendant, de 0° à 180° ou descendant de 180° à 0°. A l'intérieur d'un essai, le sens de la rotation ainsi que la direction de la progression restaient constants. Les participants connaissaient le sens de rotation prescrit avant chaque essai.

**PROCEDURE**

L'expérience se déroulait en deux sessions d'environ 90 minutes chacune, sur deux journées consécutives. Une session était consacrée au scanning de la phase relative et l'autre au scanning de l'amplitude relative. La moitié des participants a commencé par le scanning de la phase relative tandis que l'autre moitié a commencé par le scanning de l'amplitude relative. Un total de 6 essais a été effectué pour chaque condition expérimentale avec une répartition aléatoire des essais et des conditions à l'intérieur de chaque session. Au début de la première session, les participants étaient familiarisés avec le matériel et la tâche. Ils devaient produire avec des mouvements périodiques un cercle, forme présente dans les deux scannings (PR = 90° ou AR= 1) pendant 30 secondes. Lors de cette phase, la position du poignet et du bras sur la tablette a été enregistrée afin que les participants maintiennent celle-ci pour l'ensemble des essais. Nous avons noté la position relative du bras correspondant à l'angle entre l'avant–bras et le bord de base horizontale de la table. Avant chaque essai, l'expérimentateur vérifiait que cette position était respectée et analogue pour tous les essais.

### 2.4. Traitement des données

Nous avons séparé la précision temporelle et la précision spatiale de la production de chaque forme. La phase relative produite pour chaque forme nous donne une mesure de la précision temporelle alors que l'amplitude relative produite pour chaque forme nous donne une indication sur la précision spatiale. La précision temporelle ainsi que la précision spatiale participent toutes les deux à la précision globale de production des formes graphiques. Dans cette étude, nous avons alors étudié trois variables : la phase relative, notée PR ; l'amplitude relative, notée AR ainsi que la fréquence de mouvement, notée F.

ANALYSE DE LA PHASE RELATIVE : précision et variabilité temporelle

La phase relative est une variable dépendante qui mesure la performance temporelle des participants lors de la production des différentes formes. La méthode que nous avons utilisée pour calculer la phase relative est un calcul de la phase relative discrète (Sholz & Kelso, 1989) ou méthode d'estimation par points. Cette méthode identifie tout d'abord les pics d'amplitude maxima et minima de chaque série temporelle cycle par cycle, ici $x(t)$ et $y(t)$. Les maxima de chaque série temporelle sont représentés par les cercles vides sur la Figure 3-4, alors que les minima sont représentés par les cercles pleins. Ensuite, nous avons calculé d'une part, le retard temporel entre les minima $t_{min}$, de l'oscillateur $y(t)$ par rapport à l'oscillateur $x(t)$, divisé par la période $T_{min}$ de l'oscillateur x. D'autre part, nous avons calculé, le retard temporel entre les maxima, $t_{max}$, de l'oscillateur $y(t)$ par rapport à l'oscillateur x(t), divisé par la période $T_{max}$ de l'oscillateur x. Ces calculs expriment la phase relative $\varphi_{min}$ (t) et $\varphi_{max}$ en degré tel que : $\varphi_{min}$ (t) = ($t_{min}/T_{min}$) x 360 et $\varphi_{max}$ (t) = ($t_{max}/T_{max}$) x 360°. Nous avons ainsi obtenu deux mesures de phase relative par cycle.

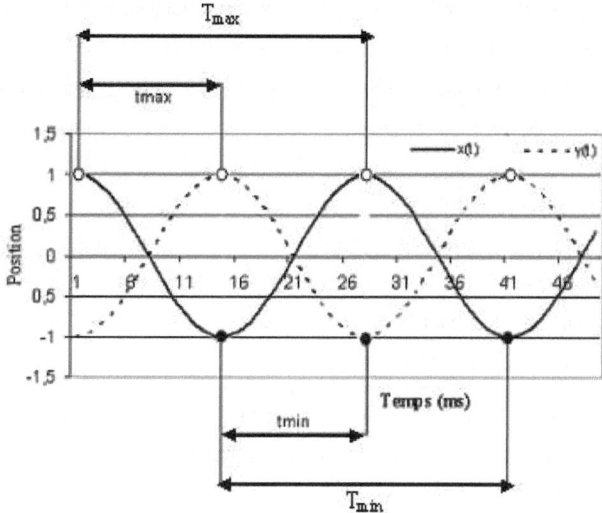

**Figure 3-4** : Evènements utilisés dans le calcul de la phase relative discrète entre les déplacements des oscillateurs x (t) et y (t) calculé deux fois par cycle (données simulées).

Avec cette méthode, une phase relative négative indique que l'oscillateur y est en retard sur l'oscillateur x, correspondant alors à tracer une ellipse dans le sens anti-horaire. Une phase relative positive correspond à la production d'une ellipse dans le sens horaire. Afin de pouvoir comparer ces différences de performance des conditions horaire et anti-horaire, nous avons pris la valeur absolue de la phase relative pour la condition anti-horaire.

Ces valeurs de PR ont été ensuite moyennées pour chaque forme demandée au cours d'un essai, fournissant la PR moyenne produite. Nous avons également calculé la variabilité de la phase relative ou déviation standard, notée DS, qui nous donne une mesure de la stabilité de la performance pour chaque forme produite. A partir de la PR moyenne produite, nous avons ensuite calculé : l'erreur constante (EC) et l'erreur absolue (EA) pour chaque PR requise et chaque essai tel que :

- L'erreur constante de la PR (EC) correspond à la différence entre la PR requise et la PR produite telle que par convention : EC (°) = PR produite - PR requise. La courbe d'EC de 0° à 180° en fonction de la PR requise permet de localiser les patrons préférentiels (cf. Tuller &

80

Kelso, 1985). Les patrons préférentiels sont définis par une pente négative indiquant les erreurs systématiques des patrons voisins vers ceux-ci : sous-estimation et/ou surestimation des valeurs de PR requises autour du patron préféré le plus proche. Si l'EC est négative, la valeur de la PR requise est sous-estimée et vice-versa. Par exemple, si un participant produit une ellipse de 30° de PR au lieu d'une ellipse de 15° comme il lui était demandé, l'EC entre la PR produite (30°) et la PR requise (15°) est positive (+15°). Imaginons maintenant que lorsqu'on lui demande de faire une ellipse de 45°, il fait une ellipse d'excentricité plus petite correspondant à une PR de 30°, l'EC entre la PR produite (30°) et la PR requise (45°) est négative (-15°). Dans cet exemple, le participant passe d'une EC positive (+15°) à une EC négative (-15°). De fait, la courbe d'EC démontre une pente négative qui s'entend du patron 15° (EC = +15°) au patron 45° (EC = -15°) et croise l'axe d'erreur nulle entre les deux valeurs de PR requises autour 30°. Cet endroit où la pente négative croise ou pointe en direction de l'axe d'erreur nulle localise l'attracteur.

- L'erreur absolue (EA) correspond à la valeur absolue de la différence entre PR produite et la PR requise pour chaque patron. Cette variable correspond à un indice de précision temporelle de la performance.

### AMPLITUDE RELATIVE : précision et variabilité spatiale

L'amplitude relative, notée AR, est une variable dépendante qui mesure la performance spatiale lors de la production des différents patrons de coordination entre x et y. L'AR requise pour tous les patrons requis et pour les deux tâches était égale à 1. Tout d'abord, grâce à la méthode d'estimation par point, nous avons calculé l'amplitude de chaque oscillateur, $A_x$ et $A_y$, entre les positions maximales et minimales de chaque oscillateur (cf. Figure 3-4). Ensuite, nous avons calculé l'AR entre les amplitudes des deux oscillateurs, deux fois par cycle, en divisant systématiquement $A_y$ sur $A_x$. Un rapport d'amplitude supérieur à 1 signifie que $A_y$ est plus importante $A_x$. Inversement, si le rapport d'amplitude est inférieur à 1, $A_y$ a une amplitude plus faible que $A_x$.

Ces valeurs d'AR ont été ensuite moyennées pour chaque forme à l'intérieur d'un essai, fournissant la tendance centrale de l'AR produite pour chaque forme. Nous avons également calculé la variabilité ou déviation standard (DS) de l'AR produite pour chaque PR requise à l'intérieur de chaque essai. Cette mesure nous donne une indication de la variabilité spatiale de la performance. A partir de l'AR moyenne produite pour chaque forme, nous avons calculé l'erreur constante et l'erreur absolue de l'AR produite :

- L'erreur constante de l'AR, notée EC, est calculée tel que : EC = AR produite – AR requise. Rappelons que pour toutes les formes requises et pour les deux tâches de scanning, l'AR requise était de 1. De fait, si l'EC est positive, cela signifie que l'AR produite est supérieure à 1 et donc que l'amplitude $A_y$ est supérieure à l'amplitude $A_x$. Inversement, si l'EC est négative, cela signifie que l'amplitude $A_x$ est supérieure à l'amplitude $A_y$. L'EC nous renseigne sur la direction de l'erreur spatiale que font les participants.

- L'erreur absolue de l'AR produite, notée EA, correspond à la valeur absolue de la différence entre l'AR produite et l'AR requise pour chaque forme. Cette mesure nous donne une estimation de la précision spatiale de la performance.

**FREQUENCE DE MOUVEMENT**

A partir de la période T, calculée avec la méthode d'estimation par points de l'oscillateur x (cf. Figure 3-4), nous avons calculé la fréquence F en Hz tel que : $F = 1 / T$.

## 3. Résultats

Nous présenterons les résultats des deux tâches de scanning en deux sections successives. Pour chaque tâche, nous détaillerons tout d'abord les résultats concernant l'analyse de la PR (EC, EA et DS) puis les résultats concernant l'analyse de l'AR (EC, EA et DS), et nous terminerons par les résultats concernant la fréquence de mouvement.

Des analyses de variance Patron (13) x Progression (2) x Rotation (2) à mesures répétées sur l'ensemble des facteurs ont été conduites sur les mesures de précision temporelle et spatiale (EA), de stabilité temporelle et spatiale (DS) ainsi que sur la fréquence de mouvement (F). Nous avons également utilisé le test Student-Newman Keuls, qui effectue une comparaison de moyennes a posteriori (ou post-hoc), afin d'avoir des analyses plus fines des effets significatifs et des interactions lorsque c'était nécessaire. Pour toutes les analyses conduites, le seuil de significativité était de $p = 0.05$.

Enfin, à partir des résultats des analyses obtenus en terme de précision spatiale et temporelle moyenne pour chaque forme, nous donnerons une image générale, en terme de formes produites en comparaison avec les formes requises. Le but est de montrer que la dynamique de coordination spontanée correspond à la dynamique de la phase relative et de comprendre comment les participants ont jonglé entre ces variables spatiales et temporelles pour produire une forme correspondant le plus possible à celle qui leur avait été demandée.

### 3.1. Scanning de la phase relative

*ANALYSE DE LA PR*

**Erreur constante**

La Figure 3-5 présente les résultats de l'EC et de la DS de la PR produite en fonction de la PR requise pour l'ensemble des participants et des essais. Afin d'avoir une vision plus claire des résultats, nous avons choisi tout d'abord de décrire les résultats du scanning sans distinction du sens de progression.

Considérons les résultats de l'EC moyenne (trait plein). L'EC est minimale pour les patrons 0°, 30°/45°; 90°/120° et 180°. De plus, il y a 2 pentes négatives qui croisent l'axe des abscisses (EC nulle), l'une entre 30° et 45° et l'autre entre 120° et 135°. Les patrons voisins de ceux-ci sont systématiquement sous-estimés ou surestimés dans leur direction suggérant que deux attracteurs sont présents vers 30°/45° et vers 120°/135°. Lorsque les participants devaient faire une ellipse de 15°, ils avaient tendance à faire une ellipse de 30°, alors que l'ellipse de 60° était sous-estimée vers 30°. Un phénomène similaire est observé autour de 120°/135° de PR. On peut également noter qu'il y a une diminution de l'EC pour 0° et 180°.

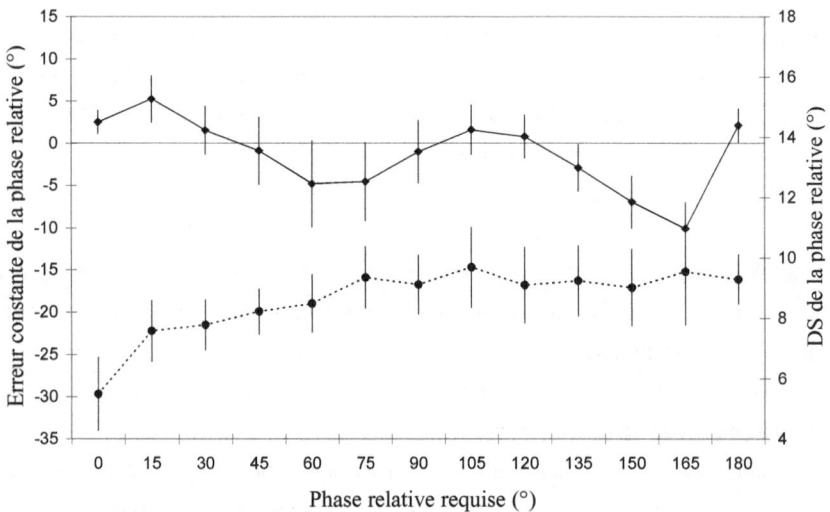

**Figure 3-5** : Scanning de la phase relative. EC moyenne (trait plein) et la DS (trait pointillé) de la PR produite en fonction de la PR requise. Les barres verticales correspondent à l'écart-type inter-participants.

83

Il apparaît que les patrons 45° et 135° ont des propriétés d'attraction avec la présence de la pente négative et que les patrons 0° et 180° ont une erreur faible, suggérant dans cette première analyse la présence de quatre patrons préférés en terme de précision, à savoir 0°, 45°, 135° et 180°.

La Figure 3-6 présente l'évolution de l'EC en fonction de la PR requise de chaque participant. Ce graphique montre que les caractéristiques observées sur la Figure 3-5, suggérant une attraction vers 0°, 30°/45°, 120°/135°, et 180°, se manifestent pour 5 participants sur 6. Les deux pentes négatives croisant l'axe des abscisses vers 30°/45° et 120°/135° sont présentes pour ces cinq participants, avec un décalage de +/- 15°. Seul le participant S4 ne présente pas de pente négative vers 30°/45°.

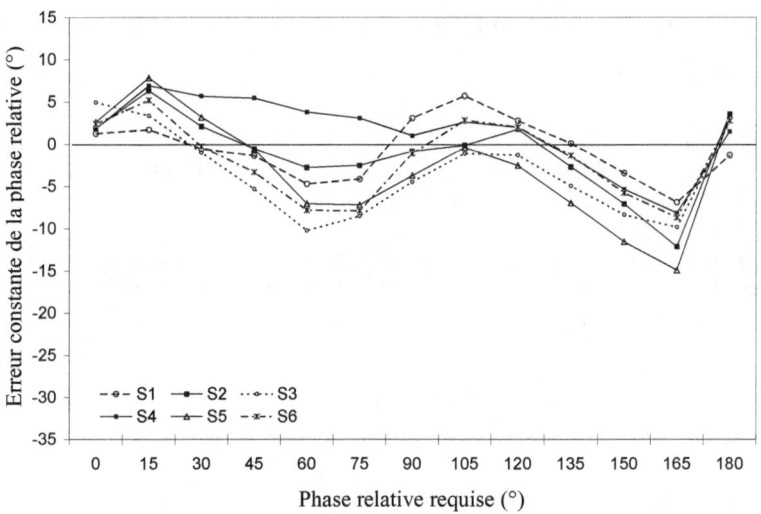

**Figure 3-6** : Scanning de la phase relative. EC moyenne de la PR produite en fonction de la PR requise pour chaque participant.

Ces résultats vont dans le sens d'une dynamique de coordination spontanée qui serait commune à la majorité des participants, non seulement les résultats moyennés ainsi que les résultats individuels soulignent la présence de quatre patrons préférentiels.

*Différence en fonction du sens de progression*

Examinons les résultats en fonction du sens de progression, c'est-à-dire de 0° à 180° et de 180° à 0°. La Figure 3-7 présente l'EC et la DS produite correspondante en fonction de la PR requise pour chaque sens de progression. Concernant l'évolution de l'EC (trait plein), lorsque le scanning commence par le patron 0° (courbe de gauche), une première pente négative s'étend de 0° à 60° et croise l'axe des abscisses entre 15° et 30° et une seconde pente négative croise l'axe des abscisses entre 105° et 120°. Quand le scanning commence par 180° (courbe de droite), les deux pentes négatives croisent l'axe des abscisses, l'une à 45° et l'autre entre 120° et 135°. Ceci indique que les passages d'une forme à un autre ne se faisaient pas aux mêmes valeurs de phase relative en fonction du patron qui devait être exécuté initialement.

Concernant la DS (trait pointillé), quel que soit le sens de progression, la DS semble plus faible lorsque 0° est requis et les patrons de 15° à 60° semblent également être moins variables que les autres patrons.

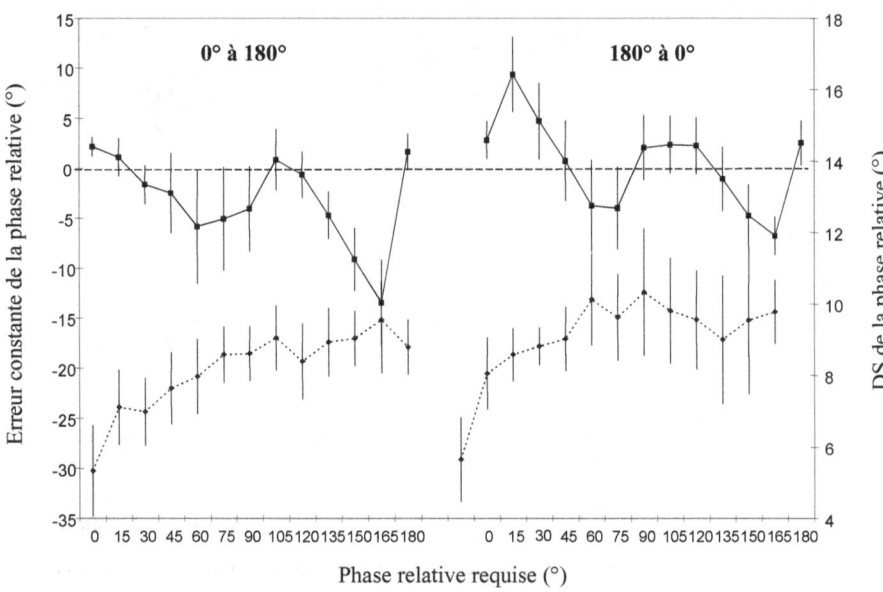

**Figure 3-7 :** Scanning de la phase relative. Courbes de gauche : EC (trait plein) et DS (trait pointillé) en fonction de la PR requise dans le sens de progression de 0° à 180°. Courbes de droite : EC (trait plein) et DS (trait pointillé) de la PR produite en fonction de la PR requise dans le sens de progression de 180° à 0°. Les barres verticales correspondent à l'écart-type inter-participants.

**Erreur absolue**

Afin de vérifier les résultats observés au niveau de l'EC, une analyse de variance a été conduite sur l'EA. La Figure 3-8 présente l'évolution de l'EA moyenne en fonction des formes demandées. L'analyse de variance de l'EA montre un effet significatif du Patron ($F(12, 60) = 10.43$, $p < .001$), de la Progression ($F(1, 5) = 2.1$, $p < .05$) ainsi que de l'interaction Patron x Progression ($F(12, 60) = 8.54$, $p < .0001$). L'analyse post-hoc sur l'interaction Patron x Progression révèle que les patrons 0° et 180° ont une EA plus faible que les autres patrons pour les deux sens de progression. Dans la progression de 0° à 180, l'EA est minimale pour les formes 0°, 15°, 105° et 180°. Dans la progression de 180° à 0°, l'EA est minimale lorsque les formes 0°, 45°, 105° à 135° et 180° sont requises. Ces résultats confirment les observations effectuées au niveau de l'EC suggérant que 0°, 30°/45°, 105°/135° et 180° étaient produites avec une erreur plus faible que les autres patrons.

L'interaction Patron x Rotation ($F(12, 60) = 2.08$, $p < .05$) est également significative. Cette interaction peut s'expliquer par le fait que 4 patrons sur les 13 requis avaient une EA plus faible dans la rotation AH que dans la rotation H (15°, 45°, 135° et 165°).

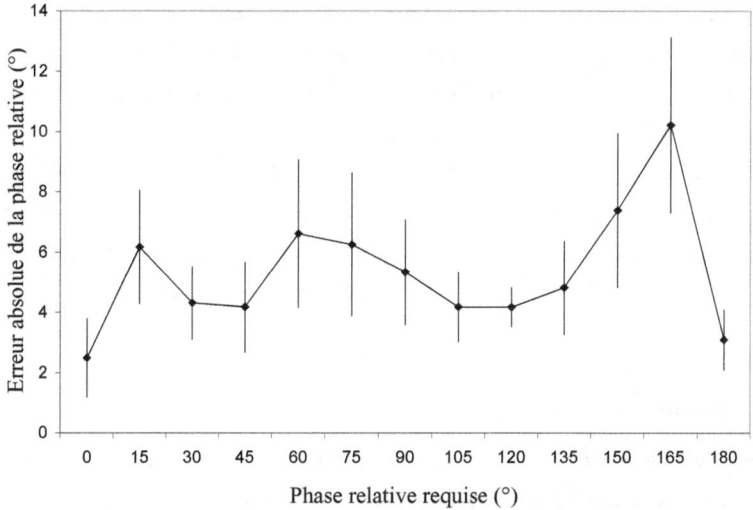

**Figure 3-8 :** Scanning de la phase relative. EA moyenne de la PR produite en fonction de la PR requise. Les barres verticales correspondent à l'écart-type inter-participants.

**Déviation standard**

La courbe en pointillé de la Figure 3-5 présente la DS de chaque patron produit en fonction du la forme demandée. La figure montre que la DS est plus faible lorsque le patron 0° est requis. De plus, la figure montre que la DS des patrons 15° à 60°, correspondant aux ellipses inclinées vers la droite, est plus faible que la DS des patrons de 105° à 180°, correspondant aux ellipses inclinées vers la gauche. Parmi ces dernières, rappelons que les formes correspondant aux patrons 120° et 180° étaient produits avec une erreur plus faible.

L'analyse de variance conduite sur la DS montre un effet simple du Patron ($F(12, 60)$ = 16.5, $p < .0001$) et de la Progression ($F(1, 5) = 6.3$, $p < .05$) ainsi qu'une interaction Patron x Progression ($F(12, 60) = 3.79$, $p < .001$). L'analyse post-hoc sur l'interaction Patron x Progression montre d'une part que la DS est significativement plus faible dans la progression de 0° à 180° pour les patrons de 0° à 75°, et d'autre part que pour les deux sens de progression, la DS est significativement plus faible pour le patron 0° que pour les autres patrons (cf. Figure 3-6). Les patrons 15°, 30°, 45° sont significativement moins variables que l'ensemble des patrons de 75° à 180°, à part 135° dans la condition 180° à 0°. Ces analyses montrent une hiérarchie entre les patrons en terme de stabilité : 0° est plus stable que les patrons de 15° à 45°, lesquels sont plus stables que les patrons de 75° à 180° (à part 135° dans la condition 180° à 0°). Ce dernier résultat indique que les formes inclinées vers la droite sont produites plus stablement que les formes inclinées vers la gauche.

L'analyse de variance montre un effet significatif de la Rotation ($F(1, 5) = 7.5$, $p < .05$) ainsi que de l'interaction Rotation x Patron ($F(12, 60) = 1.2$, $p < .05$). Cette double interaction, Rotation x Patron, s'explique par le fait que tous les patrons sont produits avec une DS plus importante dans la rotation H que AH, hormis le patron 165°.

*ANALYSE DE L'AR*

**Erreur constante**

La Figure 3-9 présente l'EC de l'AR produite en fonction du patron requis. La figure montre que l'EC de l'AR est très faible, elle oscille entre -0.01 à 0.03. L'EC est supérieure à 0 pour tous les patrons sauf pour le patron 0°, indiquant que pour tous ces patrons l'amplitude de l'oscillateur $A_y$ est plus grande que $A_x$ (AR >1).

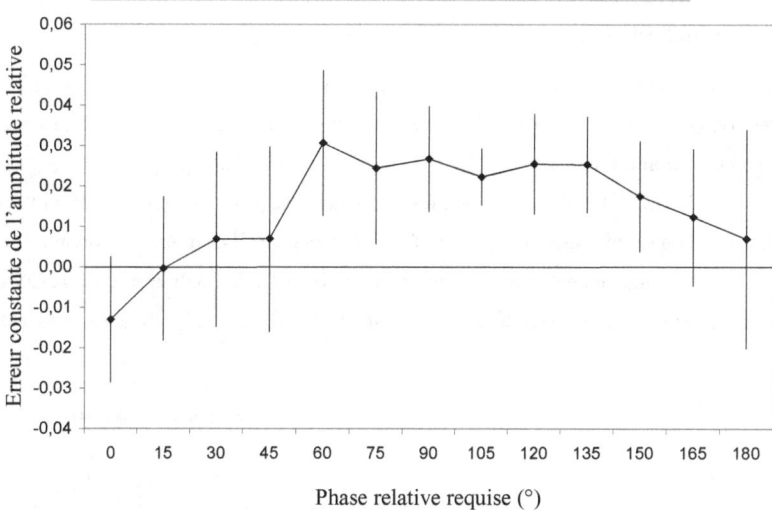

**Figure 3-9 :** Scanning de la phase relative. EC de l'AR produite (AR requise = 1 pour tous les patrons) en fonction de la forme requise. Les barres verticales correspondent à l'écart-type inter-participants.

## Erreur absolue

L'analyse de variance de l'EA de l'AR montre que les interactions Rotation x Progression ($F(1, 5) = 7.17$, $p < .05$) et Progression x Patron ($F(12, 60) = 2.34$, $p < .05$) sont significatives. Les comparaisons des moyennes de l'interaction Rotation x Progression montrent que l'EA est plus élevée dans le sens H que AH uniquement dans la progression de 180° à 0°. Le tableau 3-1 donne les valeurs moyennes et les écarts-types (inter-participants) de l'EA de l'AR pour chaque condition.

**Tableau 3-1 :** EA moyenne et écart-type inter-participants en fonction de la progression et du sens de rotation.

| Progression | Rotation | EA Moyenne | Ecart-type |
|---|---|---|---|
| 0° à 180° | AH | 0.03 | 0.002 |
| 0° à 180° | H | 0.02 | 0.002 |
| 180° à 0° | AH | 0.03 | 0.002 |
| 180° à 0° | H | 0.04 | 0.005 |

L'analyse post-hoc sur l'interaction Patron x Progression montre que les patrons de 15° à 105° sont produits avec une erreur spatiale moins importante quand le scanning commence par la forme 0°. Quelle que soit la progression, il n'y a pas de différence entre les patrons.

**Déviation standard**

L'analyse de variance conduite sur la DS de l'AR montre un effet significatif de la Progression ($F(1, 5) = 9.82$, $p < 0.5$), du Patron ($F(12, 60) = 22.4$, $p < .001$) ainsi que de l'interaction Patron x Progression ($F(12, 60) = 2.77$, $p < .001$). La Figure 3-10 suggère peu de différence de la DS en fonction de la progression. L'analyse post-hoc de l'interaction Patron x Progression montre que seuls les patrons 0° et 15° ont une DS moins importante que les autres patrons et uniquement dans la progression de 0° à 180°. Contrairement à la DS de la PR, ces résultats montrent que la variabilité spatiale diffère peu en fonction des patrons produits.

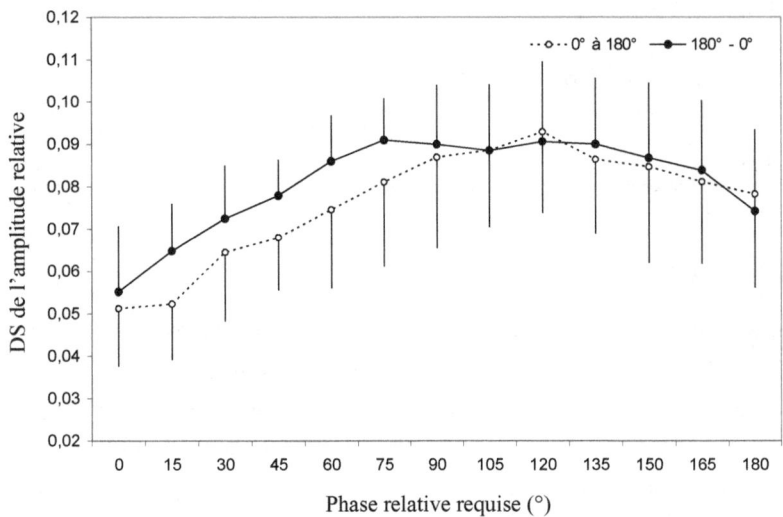

**Figure 3-10 :** Scanning de la phase relative. DS de l'AR en fonction de la forme requise. Les barres verticales correspondent à l'écart-type inter-participants.

*FREQUENCE DE MOUVEMENT*

Cette variable a été étudiée afin de vérifier si les participants ont maintenu la fréquence de mouvement tout au long du scanning. La Figure 3-11 présente la fréquence moyenne de production en fonction de la PR requise pour chaque sens de progression. Il y a une diminution de la fréquence du patron 0° jusqu'au patron 165° dans les deux sens de progression.

L'analyse de variance de F montre un effet significatif du Patron ($F(12, 420) = 50.75$, $p < .0001$), de la Progression ($F(1, 5) = 5.6$, $p < .05$) ainsi que de l'interaction Patron x Progression ($F(12, 60) = 3.66$, $p < .0001$). Les résultats montrent également que les interactions Rotation x Patron ($F(12, 60) = 9.25$, $p < .0001$) et Rotation x Progression x Patron ($F(12, 60) = 2,69$, $p < .001$) sont significatives. Les comparaisons des moyennes a posteriori de la triple interaction montre que les patrons 15° et 30° sont exécutés avec une fréquence plus élevée dans la rotation AH. De plus, seul le patron 165° est produit avec une fréquence plus élevée dans la progression de 180° à 0° (cf. Figure 3-11). Cette analyse montre que les participants n'ont pas respecté l'instruction de maintenir la même fréquence de mouvement tout au long du scanning. Il est intéressant de noter que les patrons les plus précis et les moins variables, 0°, 30°/45°, sont aussi produits avec une fréquence plus importante.

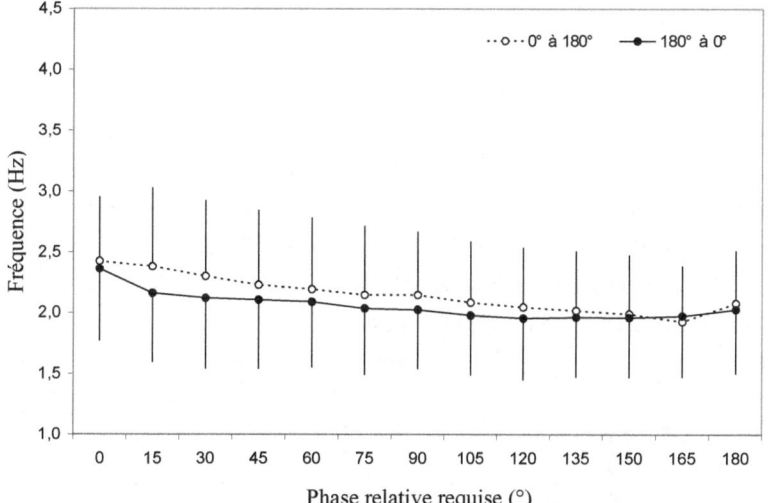

**Figure 3-11 :** Scanning de la phase relative. Fréquence moyenne produite en fonction de la PR requise pour la progression de 0° à 180° et de 180° à 0°. Les barres verticales correspondent à l'écart-type inter-participants.

Résumons les résultats de l'ensemble des variables. Tout d'abord, il n'y a aucune différence de performance entre les formes produites en terme d'erreur et de variabilité spatiale. Par contre, l'analyse de la PR a permis de montrer que quatre patrons ont une précision temporelle plus importante (i.e., 0°, 45°, 135° et 180°) et que les patrons 45° et 135° présentent une pente négative dans la courbe d'erreur constante de la PR. De plus, la DS de la PR est plus faible pour les patrons 0° et 45° qui sont en plus produits avec une fréquence de mouvement plus élevée que les autres patrons. Ces résultats indiquent la présence de quatre patrons de coordination préférentiels, à savoir 0°, 45°, 135°et 180°, qui sont caractérisés par un degré de stabilité et de fréquence de mouvement différents. Seule la PR permet de distinguer chaque patron de coordination et d'identifier les différences de performance entre les patrons produits.

### 3.2. Scanning de l'amplitude relative

Rappelons que les formes produites dans cette tâche correspondaient à des traits et des ellipses dans les orientations verticale et horizontale (cf. Figure 3-3) et que les résultats de cette tâche ont été traités en terme de PR.

*ANALYSE DE LA PR*

**Erreur constante**

La Figure 3-12 présente les résultats de l'EC moyenne et de la DS de la PR produite en fonction de chaque patron requis pour l'ensemble des participants et des essais. La courbe d'EC (trait plein) en fonction de la PR requise montre deux pentes négatives qui croisent l'axe des abscisses entre 37° et 53° et entre 127° et 143°. De plus, il y a une diminution de l'EC vers 0° et 180° ainsi qu'une EC nulle à 80°. Ces observations en terme d'EC suggèrent des tendances attractives à 0°, 37°-53°, 80°, 127° et 180°.

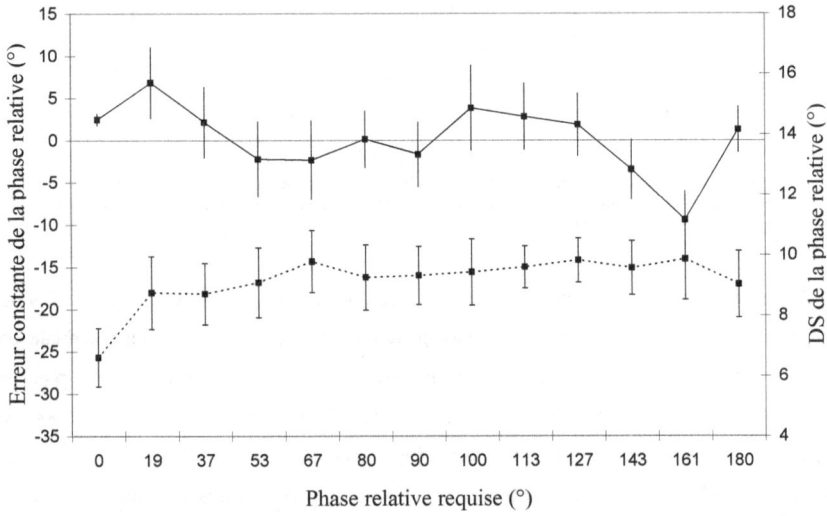

**Figure 3-12 :** Scanning de l'amplitude relative. EC (trait plein) et la DS (trait pointillé) de la PR produite en fonction de la PR requise. Les barres verticales correspondent à l'écart-type inter-participants.

La Figure 3-13 présente l'EC moyenne pour chaque participant en fonction de la PR requise. Tous les participants montrent une dynamique comparable à la dynamique générale trouvée dans la Figure 3-12, exceptés S3 et S1 qui ne montrent pas de signe d'attraction autour de 127°. Les autres participants ont une pente négative qui pointe ou croise l'axe des abscisses vers 100° pour S4 et S5 et vers 143° pour S2 et S6.

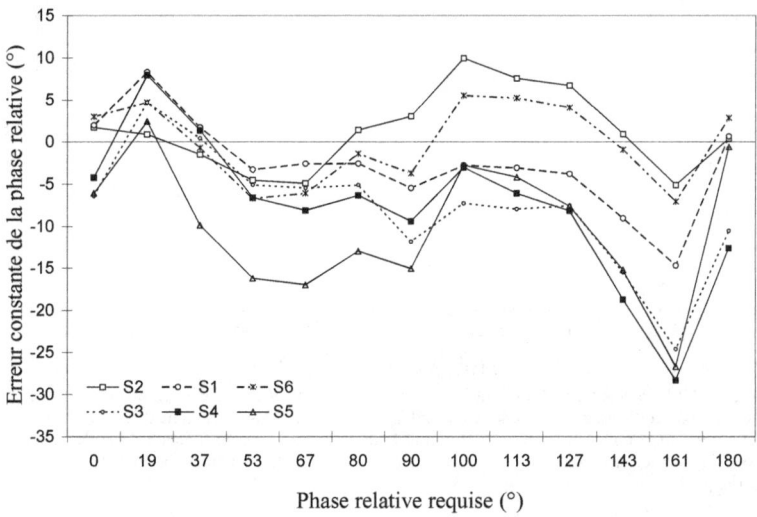

**Figure 3-13 :** Scanning de l'amplitude relative. EC de la PR produite en fonction de la PR requise pour chaque participant.

*Différence en fonction du sens de progression*

Les résultats au scanning de l'amplitude relative en fonction du sens de progression, d'un trait vertical (0°) à un trait horizontal (180°) et vice-versa, sont donnés dans la Figure 3-14. La Figure 3-14 présente l'EC (trait plein) et la DS associée (trait pointillé) pour chaque PR requise en fonction du sens de la progression. En ce qui concerne l'EC, pour la progression de 0° à 180°, il y a deux pentes négatives : une première qui s'étend de 0° à 53° et qui croise l'axe des abscisses entre 19° et 37° et une seconde qui s'étend de 100° à 161° et qui croise autour de 127°. Concernant le sens de progression de 180° à 0°, il y a deux pentes négatives qui croisent l'axe des abscisses entre 37° et 53° et vers 127°, ainsi qu'une faible pente négative entre 80° et 90°. Concernant la DS (trait pointillé), le patron 0° est le moins variable et la DS diminue vers le patron 80° et vers le patron 180° pour les deux sens de progression.

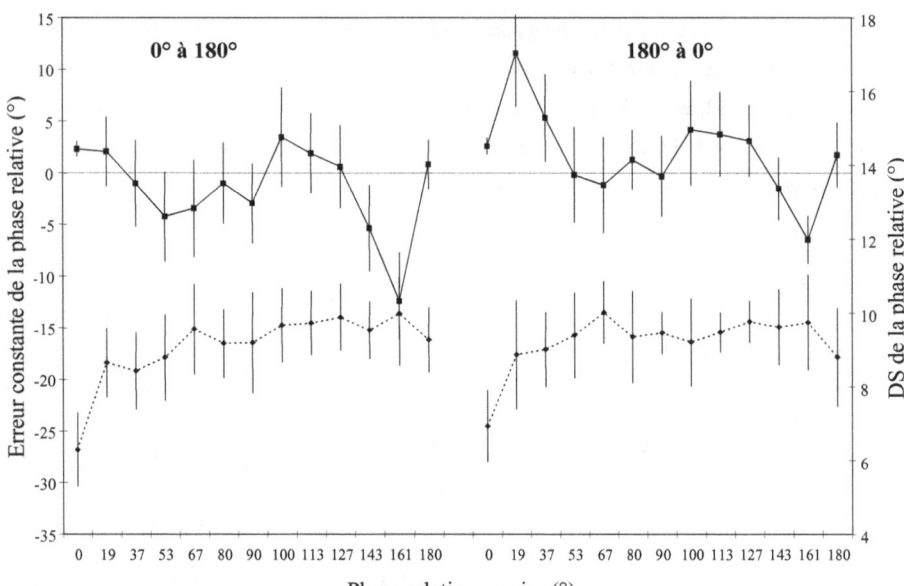

**Figure 3-14** : Scanning de l'amplitude relative. Courbes de gauche : EC (trait plein) et DS (trait pointillé) de la PR produite en fonction de la PR requise pour la progression de 0° à 180°. Courbes de droite : EC (trait plein) et DS (trait pointillé) de la PR produite en fonction de la PR requise pour la progression de 180° à 0°. Les barres verticales correspondent à l'écart-type inter-participants.

**Erreur absolue**

La Figure 3-15 présente les résultats de l'EA en fonction du patron requis pour l'ensemble des participants et des essais. L'analyse de variance sur l'EA montre un effet significatif du Patron ($F(12, 60) = 6.3$, $p < .0001$) ainsi que de l'interaction Patron x Progression ($F(12, 60) = 5.19$, $p < .0001$). L'analyse post-hoc sur l'interaction montre que dans la progression de 0° à 180°, les patrons 0°, 19°, 37°, 80°, 127° et 180° sont plus précis et dans la progression 180° à 0°, les patrons 0°, 53° à 80°, 127°/143° et 180° sont les plus précis. Notons que 0° et 180° font parti des patrons les plus précis pour les deux sens de progression. Ces résultats suggèrent la présence de cinq patrons préférentiels en terme de précision : 0°, 37-53°, 80°, 127° et 180°.

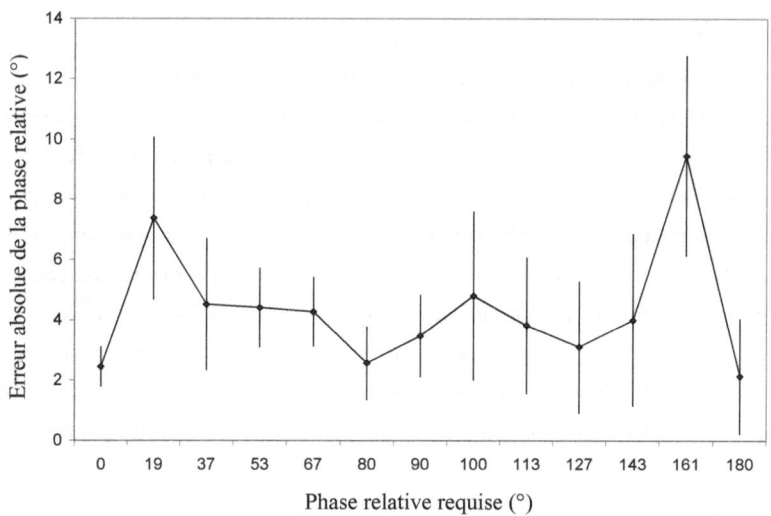

**Figure 3-15 :** Scanning de l'amplitude relative. EA de la PR produite en fonction de la PR requise. Les barres verticales correspondent à l'écart-type inter-participants.

**Déviation standard**

La Figure 3-12 montre la DS (trait pointillé) en fonction de la PR requise pour l'ensemble des participants et des essais. La courbe montre que la DS est minimale à 0° et diminue vers 180°. L'ANOVA sur la DS montre un effet significatif du Patron ($F(12, 60) = 10.7$, $p < .001$). La comparaison des moyennes a posteriori du facteur Patron montre d'une part, que le patron 0° est plus stable que tous les autres patrons et que, d'autre part, les patrons 19°/37°/53° sont plus stables que les patrons entre 67° et 161°. Enfin, il y a une diminution significative de la DS entre 163° et 180°.

*ANALYSE DE L'AR*

**Erreur absolue**

L'AR moyenne est légèrement supérieure à 1 pour l'ensemble des patrons (AR moy = 1.02 +/-0.03). L' EA pour l'ensemble des patrons est de 0.02 (+/- 0.01). L'ANOVA de l'EA ne montre ni effet simple ni interaction significative. Comme pour le scanning de la phase relative, ces résultats révèlent que l'erreur spatiale ne permet pas de distinguer que certains patrons sont produits plus précisément que d'autres.

**Déviation standard**

La Figure 3-16 présente la DS de l'AR produite en fonction du patron requis pour chaque sens de progression. L'analyse de variance de la DS de l'AR montre que les effets de la Rotation ($F(12, 60) = 11.55$, $p < .05$), du Patron ($F(12, 60) = 4.2$, $p < .001$) ainsi que l'interaction Patron x Progression ($F(12, 60) = 10.31$, $p < .001$) sont significatifs. Les patrons sont moins variables dans la rotation AH (0.08+/-0.001) que H (0.09+/-0.001). L'analyse post-hoc de l'interaction Patron x Progression montre que seuls les patrons 0° et 19° sont moins variables que tous les autres patrons et uniquement dans la progression de 0° à 180° (cf. Figure 3-16). Dans la progression de 180° à 0°, il n'y a aucune différence significative entre les patrons. Comme pour la tâche de la phase relative, ces résultats soulignent que la variabilité spatiale ne diffère peu ou pas en fonction de la forme requise (à part 0° et 19° dans la progression 0° à 180°).

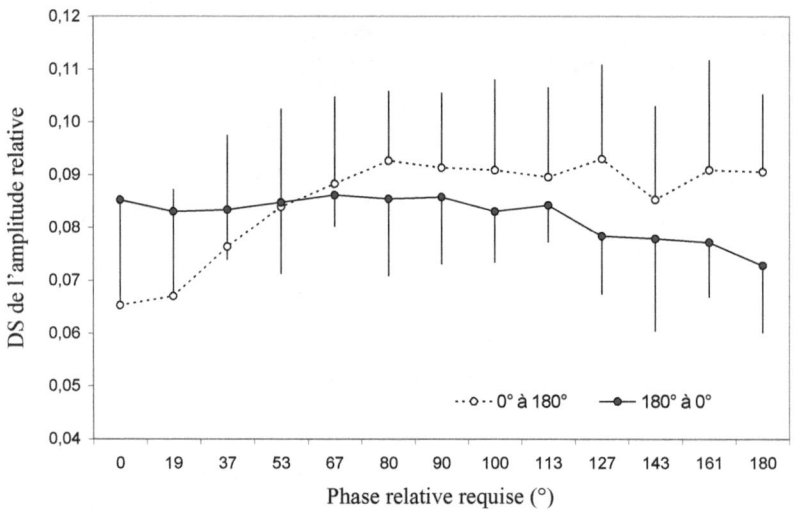

**Figure 3-16 :** Scanning de l'amplitude relative. DS de l'AR produite en fonction du patron requis. Les barres verticales correspondent à l'écart-type inter-participants.

*FREQUENCE DE MOUVEMENT*

Comme pour le scanning de la phase relative, cette variable a été étudiée afin de vérifier si les participants avaient maintenu la même fréquence de mouvement tout au long du scanning. La Figure 3-17 illustre la fréquence moyenne de mouvement pour chaque patron requis et chaque sens de progression. Elle montre qu'il y a une diminution de la fréquence du patron 0° au patron 180° avec une augmentation de la fréquence vers 90°. L'analyse de variance de F montre un effet significatif du Patron ($F(12, 60) = 14.1$, $p < .001$), de la Progression ($F(1, 5)$ = 7.9, $p < .05$) et de l'interaction Progression x Patron ($F(12, 60) = 4.09$, $p < .001$). La fréquence de mouvement est plus élevée dans la progression 0° à 180° que dans la progression inverse pour tous les patrons (cf. Figure 3-17). L'interaction Progression x Patron pourrait s'expliquer par une diminution de fréquence de mouvement du patron 0° à 180° plus importante dans la progression 180° à 0°.

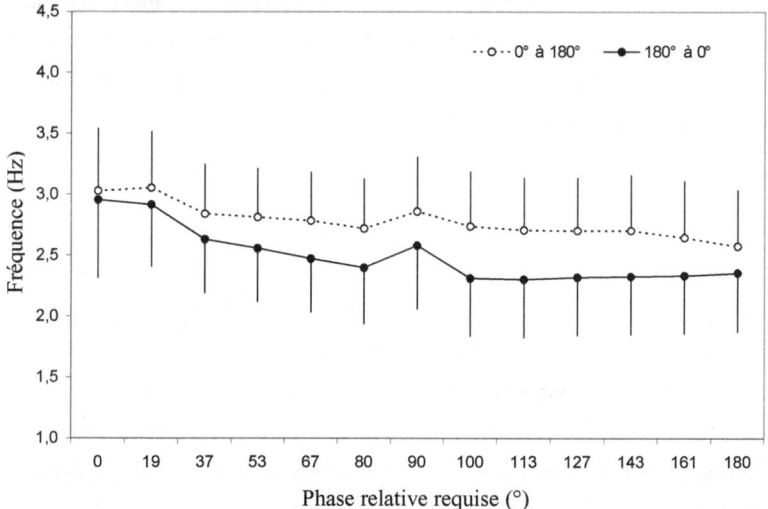

**Figure 3-17** : Scanning de l'amplitude relative. Fréquence moyenne de mouvement pour chaque PR requise. Les barres verticales correspondent à l'écart-type inter-participants.

Comme pour le scanning de la phase relative, les participants ont modulé la fréquence de mouvement en fonction du patron requis. Les patrons 0° et 19° font non seulement partie des patrons les plus précis et stables mais sont produits avec une fréquence de mouvement plus élevée.

Si l'on compare les résultats de fréquence des deux tâches, la fréquence moyenne est plus élevée pour le scanning de l'amplitude relative (F=3.02+/-0.53 ; cf. Figure 3-15) que le scanning de phase relative (F=2.39Hz+/-0.53). De plus, dans le scanning de l'amplitude relative (cf. Figure 3-17), il y a une augmentation de la fréquence de mouvement vers 90° qui n'est pas retrouvée pour le scanning de la phase relative (cf. Figure 3-11).

Pour résumer, comme pour le scanning de la phase relative, la précision spatiale est importante et il n'y a aucune différence significative en terme de précision et de variabilité spatiale en fonction des formes requises. Par contre, l'analyse de la PR montre que cinq patrons 0°, 37°, 80°, 127° et 180° sont plus précis que les autres et possèdent des propriétés d'attraction : une pente négative vers 37° et vers 127° et une stabilité plus importante. De plus, les patrons 0° et 37° sont également produits avec une fréquence de mouvement plus importante. Il est intéressant de noter que quatre des cinq patrons de coordination préférentiels ont des valeurs comparables aux patrons de coordination préférentiels trouvés dans la tâche précédente (0°, 45°, 135° et 180°). Enfin, les résultats montrent également que le patron 80°/90° est plus précis que les autres, qu'il est associé à une pente négative et produit avec une fréquence de mouvement un peu plus importante.

### 3.3. Comparaison entre les formes produites et les formes requises

Le but est de réunir les deux variables, la PR et l'AR que nous avons analysées de manière séparée pour les deux tâches. La PR nous a donné une mesure de la performance temporelle alors que l'AR nous a donné une mesure de la performance spatiale de la tâche. Afin de voir les déformations réellement produites pour chaque forme requise, il faut intégrer à la fois les valeurs de PR moyennes et d'AR relative moyennes produites pour chaque forme requise. Une erreur de PR et une erreur d'AR entre les deux composantes de la trace entraînent une modification à la fois de l'excentricité et de l'orientation des formes selon des règles fort complexes.

**Scanning de la phase relative**

Rappelons que les formes correspondant aux patrons 0°, 30°/45°, 120° et 180° exprimaient une erreur de PR plus faible que les autres patrons ainsi qu'une sous-estimation et une surestimation des valeurs de PR requises autour des patrons 30°/45° et 120°. Par contre, il n'y avait pas de différence en terme de précision spatiale entre les formes produites. L'AR moyenne produite était très proche de 1 (AR = 1,02+/- 0,01 ; $A_y > A_x$).

La Figure 3-18 présente les formes produites à partir des valeurs de PR et d'AR moyennes produites par l'ensemble des participants (rouge) pour chaque forme requise (noire). Comme cette figure l'illustre, l'ellipse correspondant au patron 15° est plus grosse (rouge) que la forme requise (noire). La PR produite pour le patron 15° est supérieure à la PR requise. A l'inverse, l'ellipse correspondant au patron 60° (rouge) a une excentricité plus petite que la forme requise (noire). Ce phénomène correspond à une sous-estimation de la PR produite par rapport à celle requise (cf. Figure 3-5). L'erreur de PR entraîne une modification de l'excentricité de l'ellipse. Par contre, l'erreur d'AR, très faible et analogue entre toutes les formes produites ne permet pas de rendre compte des déformations observées sur certaines formes. Les déformations observées ne sont imputables qu'à une erreur temporelle.

Afin d'avoir une idée des effets respectifs de la PR et de l'AR si les deux avaient été modifiées, nous avons augmenté l'erreur en terme d'AR tout en gardant les valeurs de PR moyennes réellement produites par les participants. La Figure 3-19 présente les formes moyennes que les participants auraient produites si l'AR moyenne produite n'était plus de 1.02 mais de 1.2. Nous avons donc accentué artificiellement la tendance à produire des formes avec une AR >1 et conservé les valeurs de PR moyennes réellement produites pour chaque patron requis. Les différences entre les formes de la Figure 3-18 et de la Figure 3-19 sont donc seulement imputables à une augmentation de l'AR. Si l'on compare ces deux figures, une variation de la PR entraîne une modification de la grosseur de l'ellipse (pour des erreurs de PR inférieures à 10 degrés) et une augmentation de l'AR (AR=1.2, avec $A_y > A_x$) entraîne en plus une modification de l'orientation des formes vers la verticale.

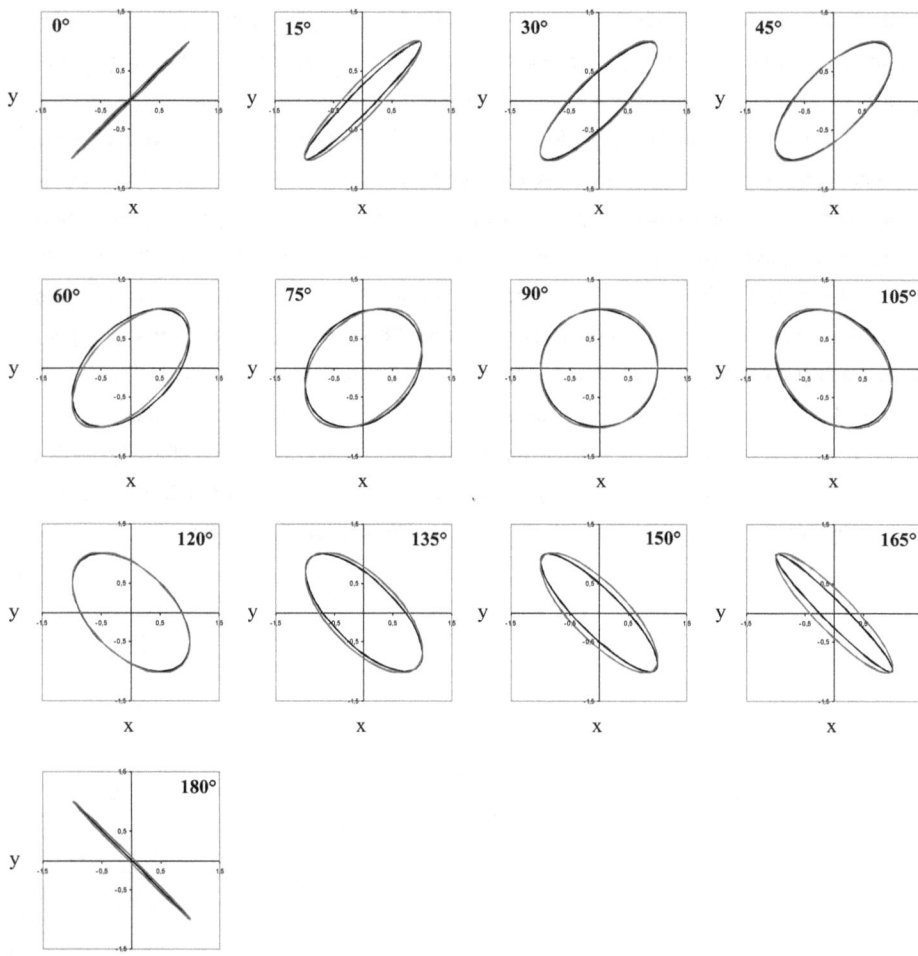

**Figure 3-18 :** Simulation des trajectoires produites à partir des paramètres moyens d'AR et de PR produites. Formes produites (rouge) et formes requises (noire) pour chaque patron requis.

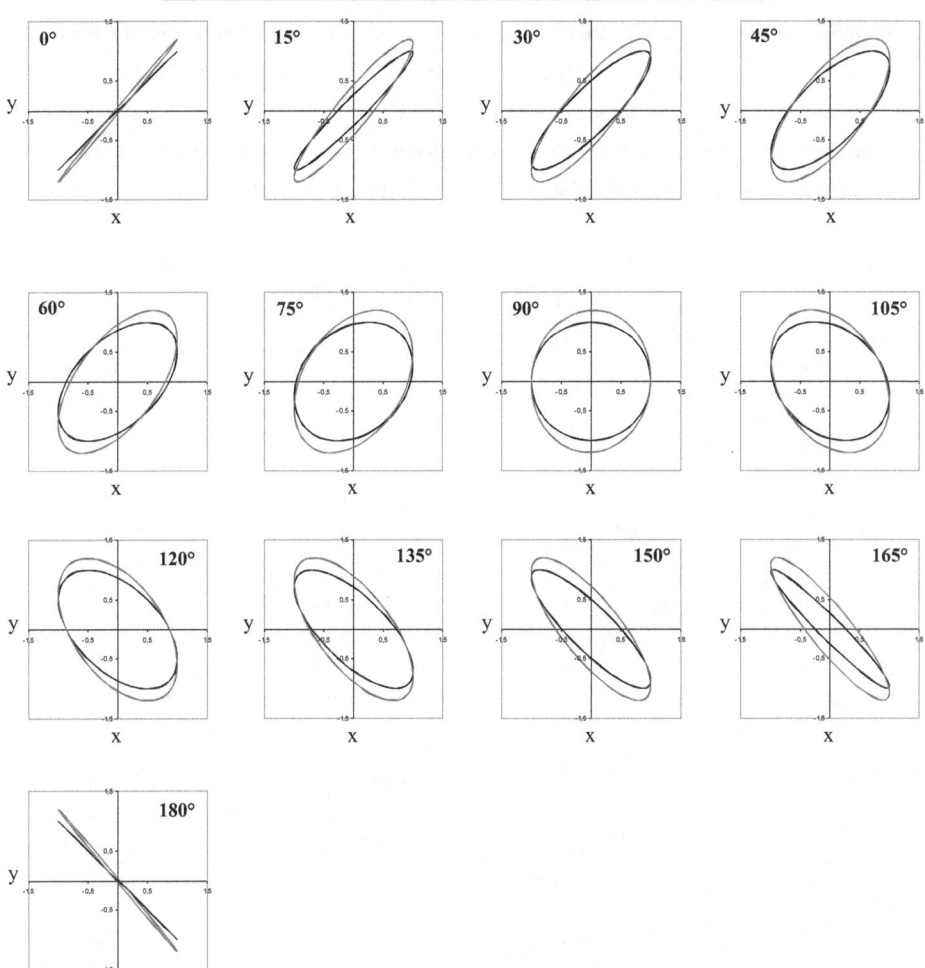

**Figure 3-19 :** Simulation des trajectoires à partir des valeurs de PR produites pour chaque forme requise et d'une AR=A$_y$/A$_x$ fixée à 1.2 pour chaque forme requise (noire).

## Scanning de l'amplitude relative

Les formes noires de la Figure 3-20 correspondent aux formes requises alors que les formes rouges correspondent aux formes produites à partir des AR et PR moyennes produites pour chaque forme requise. L'analyse de la PR a montré que les formes correspondant aux patrons 0°, 37-53°, 80°, 113°/127° et 180° sont les plus précises en terme de PR. Par contre, l'AR moyenne est très proche de celle requise (ARmoy 1.02 +/- 0.03) et il n'y a aucune différence en terme de précision et de variabilité spatiale entre les formes produites. Comme pour la tâche de la phase relative, la Figure 3-20 montre qu'une variation de la PR entraîne essentiellement une modification de la grosseur de l'ellipse qui s'exprime par une inclination à produire des ellipses d'excentricité d'intermédiaire. Une erreur d'AR aurait entraînée en plus une modification de l'orientation de la forme comme celle simulée dans la Figure 3-19.

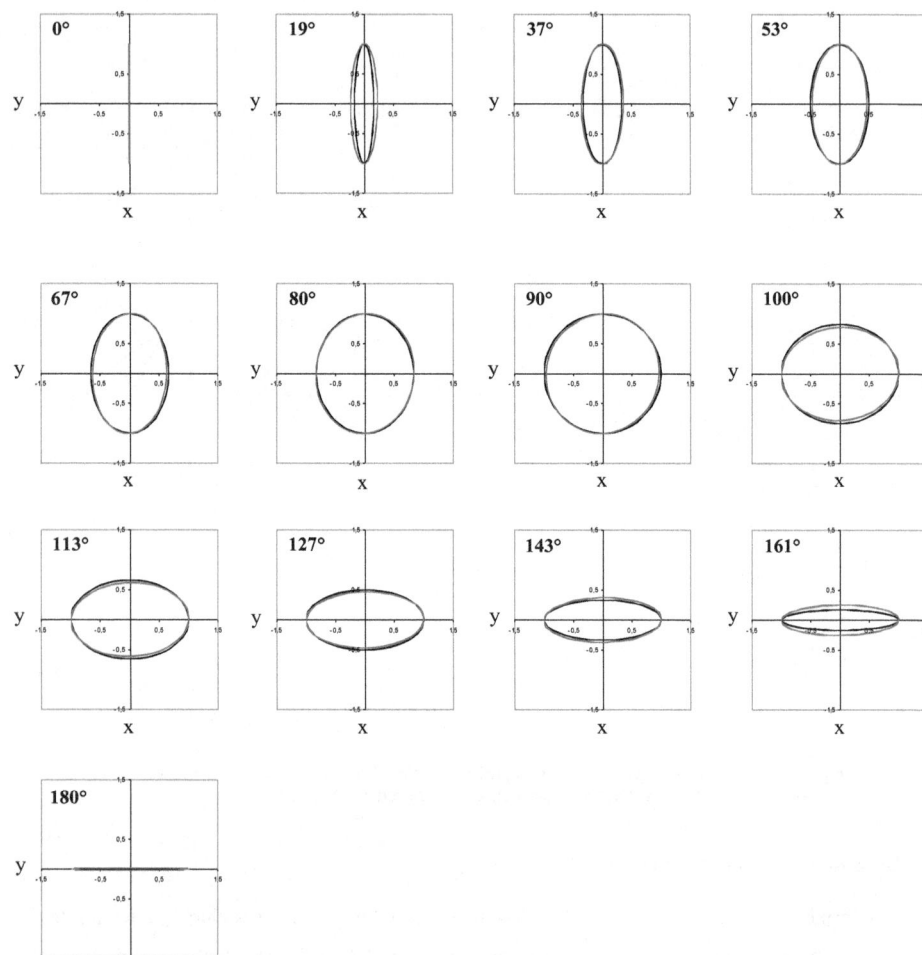

**Figure 3-20 :** Simulation des trajectoires produites à partir des paramètres moyens d'AR et de PR. Formes produites (rouge) et formes requises (noire) pour chaque patron requis.

101

Dans les deux tâches de scanning, les déformations des trajectoires observées pour chaque forme requise sont essentiellement imputables aux altérations des relations de phase entre les deux oscillateurs. Ces résultats suggèrent que la PR entre les composantes x et y de la trajectoire est plus pertinente que l'AR pour différencier les différentes formes graphiques les unes des autres, que ce soit en terme de précision et de stabilité, dans le cadre de régime isofréquentiel.

# 4. Discussion

Le principal objectif de cette étude était de détecter et de localiser les patrons de coordination préférentiels ou attracteurs de la dynamique de coordination spontanée de la graphomotricité qui correspondent à des valeurs de phase relative stables entre les deux oscillateurs orthogonaux de la trajectoire du stylo (x et y). Nous discuterons les résultats tout d'abord en terme de dynamique de coordination spontanée de la graphomotricité puis en terme d'orientations préférentielles et plus généralement d'écriture.

**Patrons de coordination préférentiels**

Nos résultats ont confirmé notre hypothèse principale concernant la présence d'une dynamique de coordination multistable dans la graphomotricité. Dans chaque tâche de scanning, les résultats ont montré la présence de quatre patrons de coordination préférentiels et un patron préféré potentiel supplémentaire, le patron 80°/90° pour le scanning de l'amplitude relative. Nous discuterons de ce dernier point plus loin. Les quatre autres patrons préférentiels correspondaient à différentes valeurs de phase relative entre les composantes oscillatoires x et y, à savoir 0°, 45°, 135°, 180° pour le scanning de la phase relative et 0°, 37°/53°, 127° et 180° pour le scanning de l'amplitude relative. Ces patrons étaient caractérisés par une précision ainsi qu'une stabilité plus importante. De plus, non seulement les autres patrons étaient moins stables, produits avec une précision moins importante, mais ils étaient également biaisés vers le patron stable le plus proche. Cette caractéristique a été mise en évidence par une erreur systématique de la phase relative en direction de l'attracteur le plus proche, c'est-à-dire une sous-estimation ou surestimation des valeurs de PR autour du patron préférentiel. Cette caractéristique d'attraction a clairement été retrouvée pour les patrons 45°et 135° et 37° et 127° (cf. Figure 3-5 et Figure 3-12) et atteste de la présence de patrons de

102

coordination préférentiels. L'attraction et la stabilité sont des propriétés définissant la présence d'un patron de coordination préférentiel ou attracteur du système. Si pour les deux tâches de scanning, les patrons 0° et 180° se sont avérés être des patrons stables, ils ne présentent néanmoins pas de propriétés attractives à travers une pente négative dans l'erreur constante (cf. Figure 3-5 et Figure 3-12). Certains résultats nous permettent d'expliquer ce phénomène.

En effet, les résultats ont montré que dans les deux tâches de scanning, la direction dans laquelle le scanning devait être produit amenait à ce que le passage entre les patrons se produisent à différentes valeurs de la phase relative (cf. Figure 3-7 et Figure 3-14). En d'autres termes, en fonction de la forme initiale, le passage d'un état préférentiel à un autre ne se faisait pas au même endroit. Par exemple, lorsque les participants commençaient par la forme 0°, ils passaient plus vite dans le patron 30° que lorsqu'ils commençaient par la forme 180°. Ces résultats suggèrent qu'une fois dans le patron très stable de 0°, et que le patron 15° était requis, les participants sortaient « immédiatement » du patron 0° dès que la tâche le leur demandait pour adopter le prochain patron stable 45° (cf. Figure 3-7 et Figure 3-14). Ce comportement a déjà été observé et discuté par Zanone et Kelso (1992) dans une tâche de scanning dans la coordination bimanuelle. Ce phénomène a été étudié plus finement par Tuller, Case, Ding et Kelso (1994) dans le cadre de la catégorisation du langage. Ces auteurs ont étudié le passage de la compréhension du mot « say » au mot « stay » en faisant varier légèrement un paramètre acoustique influençant la distinction entre les deux sons. Ils ont montré que le passage d'un état stable (say) vers un autre état stable (stay) se faisait à une valeur du paramètre de contrôle plus faible que dans le sens inverse. Théoriquement, cette inclination à anticiper le passage vers un autre patron stable avec une légère modification dans la valeur du paramètre acoustique est une anti-hystérèse, également appelée contraste renforcé. Ce phénomène est un signe de non-linéarité du système et il explique l'absence de pente négative dans la courbe d'erreur constante des patrons les plus stables 0° et 180°. De fait, les patrons 0° et 180° peuvent être considérés comme des attracteurs du système.

Ces résultats semblent indiquer la présence de quatre patrons de coordination préférentiels pour les deux tâches de scanning, auxquelles il faut éventuellement rajouter le patron 80°/90° pour le scanning de l'amplitude relative. Ce dernier point est un résultat assez étonnant. En effet, alors que le patron 90° était présent dans les deux tâches de scanning, celui-ci manifestait certaines propriétés d'attraction, à savoir une légère pente négative et une erreur faible, uniquement dans le scanning de l'amplitude relative et il n'était pas caractérisé par une faible variabilité. De plus, au regard des résultats de Dounskaïa *et al.* (2000), le cercle parfait (PR=90°) ne semble pas correspondre à un patron de coordination stable et préférentiel. De notre point de vue, cette différence pourrait provenir d'un mauvais contrôle de la position du bras entre les deux tâches, effectuées au cours de deux sessions distinctes. Les participants ont pu réajuster la position de leur bras avant le scanning de l'amplitude relative afin d'optimiser la performance de la forme centrale du scanning. Un meilleur contrôle de ce paramètre nous aurait peut être permis de montrer plus clairement la présence d'une dynamique de coordination quadristable pour les deux tâches de scanning.

Nous considérons que ces résultats vont dans le sens d'une dynamique de coordination quadristable (0°, 45°, 135°, 180°, approximativement pour les deux tâches) qui a été retrouvée pour la majorité des participants (cf. Figure 3-6 et Figure 3-13) et pour les deux tâches de scanning. Comme tout système multistable, ces patrons préférentiels sont caractérisés par un degré différent de stabilité. En effet, l'analyse de la déviation standard de la phase relative a permis de montrer que parmi les quatre patrons de coordination préférentiels, le patron 0° est systématiquement plus stable que le patron 30°/45° qui est plus stable que 180°. Enfin, le patron 135° correspond au patron de coordination préférentiel le moins stable. Dans un système multistable, les attracteurs sont produits de manière stable et précise et influencent toute la performance motrice en rendant difficile voire impossible la production de patrons de coordination ne correspondant pas aux attracteurs. De plus, la stabilité de ces patrons détermine leur résistance aux changements face à des contraintes adverses. A l'opposé des approches traditionnelles de la graphomotricité se basant sur la notion d'invariance, la notion de stabilité permet alors d'une part, de comparer et de prédire les différences de performance en terme de précision et de stabilité entre les patrons produits et, d'autre part, elle permettra d'avoir des prédictions théoriques robustes sur les dégradations des patrons graphiques sous différentes contraintes, comme une vitesse de mouvement importante. Ces caractéristiques de multistabilité, la différence de stabilité entre les patrons de coordination ainsi que la présence de transitions non-linéaires entre les patrons, comme le phénomène d'anti-hystérèse, sont des propriétés d'un système auto-organisé.

En accord avec nos attentes, ces caractéristiques de multistabilité et de différence de stabilité peuvent être décrites par une seule variable, à savoir la phase relative entre les composantes oscillatoires. En effet, les résultats ont montré que les participants arrivent à maintenir une amplitude relative constante pour tous les patrons requis, alors qu'ils n'arrivent pas à produire tous les patrons de phase relative requis. De plus, les analyses de l'amplitude relative ont montré que la précision et la variabilité spatiale ne permettent pas de rendre compte des différences de performance entre les patrons de coordination produits (cf. Figures 3-9, 3-10 et Figure 3-16). Seule la phase relative entre les deux oscillateurs x et y permet de distinguer la formation de chaque patron de façon univoque et de rendre compte des déformations observées sur certaines formes, notamment en termes de surestimation ou de sous-estimation de l'excentricité des ellipses (cf. Figure 3-18, et Figure 3-20). Ces résultats rejoignent ceux de Dounskaïa *et al.* (2000) qui ont montré que le passage d'un cercle (PR = 90° et AR=1) à une ellipse inclinée vers la droite était uniquement accompagné par un changement de la valeur de la phase relative, alors que l'amplitude relative entre les deux oscillateurs restait constante. Ces résultats confirment que la phase relative entre les composantes spatiales de la trajectoire peut être considérée comme une bonne variable collective du système graphomoteur. La formation de patrons de coordination préférentiels, la différence de stabilité et les transitions entre les patrons peuvent être décrites par l'évolution de la phase relative entre les deux oscillateurs orthogonaux (x et y).

Ces résultats remettent en question les présupposés d'un mode de couplage linéaire entre les deux oscillateurs (Hollerbach, 1981 ; Singer & Tishby, 1994). En effet, malgré un grand nombre de patrons de phase relative possibles entre les deux oscillateurs impliqués dans l'écriture, peu de patrons de coordination sont adoptés de manière stable. Un couplage linéaire entre les deux oscillateurs ne permet pas de rendre compte de la présence d'attracteurs ainsi que de transitions non-linéaires entre ces attracteurs (Kugler *et al.*, 1980). Cette dynamique de coordination sous-jacente de l'écriture est comparable à celle retrouvée dans la formation de trajectoire (Buchanan *et al.*, 1996) où la production de trajectoire spatiale en 2D correspondant à des formes 8, 0 et C et les transitions entre ces formes étaient gouvernées par une dynamique d'oscillateurs couplés non-linéaires. Comme de nombreuses tâches de coordination inter-membres ou des tâches de coordination entre deux composantes spatiales (Buchanan *et al.*, 1996), la dynamique de coordination de l'écriture semble liée à la dynamique d'oscillateurs couplés non-linéaires (Haken *et al.*, 1985).

Ainsi, la graphomotricité semble ne pas déroger à la règle que le patron le plus stable et le plus précis en terme de phase relative correspond à la synchronisation de deux oscillateurs en phase (0°) et en anti-phase (180°), bien que les résultats soient plus mitigés concernant la stabilité de 180°. Les scannings de l'amplitude relative et de la phase relative ont montré qu'en plus de ces deux patrons 0° et 180°, l'écriture exhibe d'autres patrons de coordination stables autour de 45° et de 120°, correspondant à des ellipses d'excentricité intermédiaire. La dynamique mise en évidence ici semble donc être plus riche que celle originellement trouvée au niveau de la coordination bimanuelle (Kelso, 1984). Nous sommes face à un système quadristable, caractérisé par quatre états stables avec différents degrés de stabilité. Cette singularité peut être vue comme la nécessité de produire un certain nombre de formes différentiables, imposées par l'écriture conventionnelle, qui ne peuvent pas toutes correspondre à la seule synchronisation des deux oscillateurs en phase et en anti-phase. Théoriquement, cette dynamique de coordination pourrait provenir de l'interaction entre les contraintes de la tâche (e.g., formes requises) et la dynamique intrinsèque disponible avant tout apprentissage (Schöner & Kelso, 1988, pour une revue théorique). Dans cette perspective, des études sur l'apprentissage au niveau de la coordination bimanuelle, ont montré que des patrons originellement instables pouvaient être stabilisés par la pratique (Fink *et al.*, 2000 ; Smethurst & Carson, 2001) et être intégrés de façon permanente à la dynamique de coordination initiale (Zanone & Kelso, 1992). De même, cette dynamique de coordination multistable de la graphomotricité pourrait alors être le résultat d'une longue pratique de l'écriture, permettant aux individus d'enrichir petit à petit leur dynamique de coordination en stabilisant de nouveaux patrons de coordination imposés par la tâche d'écriture.

Un autre point important de cette étude concerne les similarités entre les dynamiques de coordination mises en évidence par les deux tâches de scanning. Indépendamment de l'orientation des formes produites, c'est-à-dire diagonale (scanning de la phase relative) ou perpendiculaire (scanning de l'amplitude relative), les quatre patrons de coordination préférentiels correspondaient à des valeurs de phase relative comparables, à savoir 0°, 45°, 135° et 180°, approximativement. Il est surprenant de constater qu'indépendamment de l'orientation des formes produites, la même dynamique de coordination soit retrouvée. Puisque la production de traits et d'ellipses dans différentes orientations requiert une implication différente des articulations du système effecteur (Dounskaïa *et al.*, 2000 ; Phillips, Galluci, & Bradshaw, 1999), ces résultats montreraient une indépendance de la dynamique de coordination du système effecteur. Ces résultats sont en accord avec l'identification de la relation de phase comme variable collective. En effet, la phase relative est une variable temporelle relative, une quantité relationnelle abstraite qui est capable d'être réalisée par différents systèmes d'effecteurs (cf. Kelso, 1995, pour une revue). Cette dynamique de coordination spontanée devrait être généralisable à la production de formes graphiques sur différents supports (tableau, papier) ou encore avec différents effecteurs (le coude, pied..) et pourrait être à l'origine du phénomène d'équivalence motrice retrouvée dans l'écriture (Merton, 1972 ; Wing, 2000 ; Wright, 1990, pour une revue). Dans cette perspective, le phénomène d'équivalence motrice ne proviendrait pas d'une instruction ou d'un programme moteur, mais tout simplement des propriétés de stabilité et d'instabilité d'un système auto-organisé (Kelso, 1995, p179).

**Patrons de coordination préférentiels et motricité graphique**

Regardons maintenant d'un peu plus près ces patrons de coordination préférentiels en termes de formes graphiques produites ou plus généralement d'écriture. Ces patrons de coordination correspondaient à la production de traits obliques et orthogonaux (i.e., 0° et 180°) ainsi qu'à la production d'ellipses d'excentricité intermédiaire (i.e., 45° et 120°/135° pour le scanning de la phase relative et 53° et 127° pour le scanning de l'amplitude relative). Cette préférence à produire des ellipses d'excentricité intermédiaire est en accord avec les résultats apportés par les travaux récents de Dounskaïa *et al.* (2000). Ces travaux ont révélé que la production d'un cercle parfait s'avérait difficile voir impossible lorsque la fréquence de mouvement était augmentée, entraînant une diminution de la phase relative aboutissant à la production d'ellipses inclinées vers la droite. Non seulement ce biais vers des ellipses d'excentricité intermédiaire peut être induit par une augmentation de la fréquence de mouvement, mais nous avons montré que cette tendance existait également à une vitesse de mouvement spontanée. Les ellipses d'excentricité intermédiaire semblent donc plus stables que les autres.

Nos résultats sont également consistants avec ceux reportés par les données empiriques concernant les orientations préférentielles (Teulings *et al.*, 1989 ; van Sommers, 1984 ; Meulenbroek, & Thomassen, 1991). En effet, les formes dans l'orientation oblique vers la droite étaient plus précises et plus stables que celles dans l'orientation oblique vers la gauche. De même, les formes verticales étaient préférées à leurs homologues dans l'orientation horizontale. Ces orientations préférentielles ont fait l'objet de multiples études et pourraient être liées à certaines propriétés biomécaniques du système graphomoteur (Dooijes, 1983; Teulings *et al.*, 1989).

Enfin, cette étude montre qu'il existe non seulement un degré de précision et de stabilité, mais également de fréquence de mouvement différent entre les formes graphiques produites. En effet, en dépit de l'instruction de maintenir une fréquence de mouvement constante quelque soit la forme requise, il y avait un ajustement spontané de la fréquence de mouvement en fonction de la forme à produire pour les deux tâches de scanning. Les résultats indiquent que les patrons produits avec une stabilité et une précision plus importantes (0° et 30°/45°) sont également produits avec une fréquence de mouvement plus importante. Les participants réduisaient spontanément leur vitesse lors de la production des patrons situés dans l'orientation oblique vers la gauche qui sont les plus instables. D'une manière analogue, pour la manipulation de l'amplitude relative, les patrons 0°, 19°/37° étaient exécutés avec une fréquence plus importante que leur homologue dans l'orientation horizontale. Les formes préférées étaient non seulement produites avec une stabilité plus importante, mais également avec une fréquence de mouvement plus grande. Ces résultats confirment que toutes les formes graphiques n'ont pas le même statut : les formes graphiques composant l'écriture manuscrite, sont plus ou moins faciles à produire en fonction de la stabilité du patron de coordination qu'elles impliquent.

Dans cette perspective dynamique, la performance graphique reposerait sur des formes préférentielles, et les caractéristiques des formes graphiques à produire dépendraient de leurs propriétés de stabilité. Plus les formes sont stables, plus elles seront produites avec une grande précision et vitesse, et pourront théoriquement maintenir un haut degré de précision si la vitesse de mouvement est augmentée. En outre, plus elles sont stables (0°), plus elles contraignent en retour la production des autres formes graphiques, en les rendant difficilement accessible. Théoriquement, ces dernières se déstabiliseront rapidement sous des contraintes adverses. Cette stabilité différentielle des formes graphiques gouverne la production de formes plus ou moins précises et rapides, elle devrait alors également gouverner les règles de passage entre ces formes ainsi que la détérioration de la performance graphique sous diverses contraintes, comme une vitesse de mouvement importante.

La question centrale adressée dans l'étude suivante est donc celle de l'évolution de cette dynamique de coordination de l'écriture face aux différents facteurs qui peuvent limiter, détériorer, ou changer la production de ces patrons graphiques. Nous voulons tester les prédictions théoriques qui découlent des propriétés de stabilité des formes graphiques à produire sous des conditions variables.

## CHAPITRE IV : EXPERIENCE 2

# 1. Introduction

Nous venons d'identifier une dynamique de coordination multistable, à une fréquence de mouvement spontanée, chez des adultes droitiers, ayant extensivement pratiqué l'écriture. Cette dynamique est composée de quatre patrons de coordination préférentiels stables et précis, dont les propriétés de stabilité rendent difficile la production de formes graphiques ne correspondant pas à ces attracteurs. Le but de cette étude est de tester l'hypothèse théorique que les patrons de coordination les plus stables se détériorent moins et résistent plus longtemps sous des conditions variables. Deux facteurs ont été manipulés dans cette étude, la vitesse du mouvement et l'utilisation de la main dominante (droite) ou non dominante (gauche).

Premièrement, des études ont montré que la vitesse d'exécution était un facteur contraignant la production graphique et entraînant une détérioration de la performance en direction des tendances préférentielles (Dounskaïa *et al.*, 2000). Concernant l'effet de la vitesse, la théorie stipule que l'ordre de déstabilisation des attracteurs est inversement relié à leur stabilité respective. Par conséquent, nous posons l'hypothèse que le patron qui était le moins stable à vitesse spontanée devrait être le premier à se déstabiliser avec une augmentation de la vitesse de mouvement, et ainsi de suite pour les autres patrons préférés. Plus précisément, le patron 135° devrait se dégrader le plus vite, suivi des patrons 45° et 180°; le patron 0°, initialement le plus stable, devrait résister le plus longtemps à une augmentation de la vitesse de mouvement.

Deuxièmement, cette étude compare la dynamique de coordination spontanée de la main dominante (droite) et de la main non dominante (gauche) d'individus droitiers. Notre hypothèse est que la dynamique de coordination identifiée dans l'étude précédente concerne la dynamique de coordination d'individus experts et serait le fruit de l'interaction entre une dynamique de coordination disponible avant tout apprentissage et les contraintes imposées par la tâche d'écriture. Les individus apprendraient de nouveaux patrons de coordination spécifiques afin de s'adapter aux contraintes de la tâche d'écriture. Notre raisonnement est que si la pratique de l'écriture n'a pas modifiée la dynamique de coordination disponible avant l'apprentissage, nous devrions retrouver la même dynamique avec la main non dominante n'ayant jamais pratiqué l'écriture, avec un renversement de la symétrie. Dans la littérature sur la coordination bimanuelle, le processus d'apprentissage de nouveaux patrons de coordination a déjà été apporté (Zanone & Kelso, 1992, 1997) et certains résultats expérimentaux viennent conforter cette hypothèse. Tout d'abord, des travaux ont montré que les gauchers possédaient une orientation préférentielle supplémentaire qui correspond à une orientation préférentielle des droitiers (van Sommers, 1984). Les gauchers auraient acquis une orientation préférentielle supplémentaire par rapport aux droitiers afin de répondre aux contraintes de la tâche d'écriture, comme l'inclinaison des lettres vers la droite ou encore l'écriture de la gauche vers la droite. Ensuite, des travaux ont montré des différences au niveau de la production de formes graphiques entre la main dominante et non dominante chez des droitiers (van Emmerick & Newell, 1989 ; Teuling et al., 1989). Ces différences pouvaient disparaître avec l'usage quotidien de la main non dominante pour écrire (Castiello & Stelmach, 1993).

En se basant sur la stabilité relative des patrons de coordination connue pour la main droite et sur les propriétés de symétrie entre les deux mains, nous nous attendons à trouver des similarités mais aussi des différences notables en terme de stabilité et/ou du nombre d'attracteurs, dues notamment aux effets stabilisants de la pratique sur quelques patrons spécifiques. Plus précisément, même si la stabilité et la précision globale de la performance devraient être moins importantes avec la main non dominante, les patrons les plus stables avec la main droite devraient être également les plus stables avec la main gauche (i.e., 0°, 45°, 180°). Par contre, on peut s'attendre à ce que le patron préféré le moins stable avec la main droite, soit instable avec la main gauche, voire être complètement absent de la dynamique de coordination spontanée si celui-ci correspond à un nouveau patron appris au cours de l'apprentissage de l'écriture avec la main droite.

Afin de tester empiriquement les détériorations de la dynamique de coordination spontanée sous une contrainte de vitesse et de comparer la dynamique de la main dominante et celle de la main non dominante, nous avons utilisé le même paradigme de scanning que dans l'étude précédente. Des participants droitiers ont effectué les deux tâches expérimentales avec leur main droite (dominante) et leur main gauche (non dominante) avec une fréquence de mouvement spontanée et élevée.

110

## 2. Méthode

### 2.1. Population

Huit adultes droitiers (1 femme et 7 hommes) âgés de 21 à 26 ans ont participé à l'expérience. La dominance latérale a été évaluée par le questionnaire de préférence manuelle dans des tâches de la vie quotidienne (Dellatolas *et al.*, 1988). Les participants ayant un score supérieur à 7 réponses sur 10 comme droitiers ont été retenus.

### 2.2. Matériel

Nous avons utilisé exactement le même dispositif que celui employé au cours de la première expérience.

### 2.3. Tâche et procédure

#### TACHE

Nous avons utilisé le même paradigme de scanning que dans la première expérience. Les deux mêmes tâches que l'expérience précédente étaient présentées aux participants, l'une correspondant au scanning de la phase relative (cf. Figure 3-2) et l'autre correspondant au scanning de l'amplitude relative (cf. Figure 3-3). Ainsi, les participants devaient produire treize formes qui apparaissaient successivement au centre de la tablette graphique. Les consignes étaient également identiques à l'expérience précédente, à savoir que les participants devaient produire chaque série de formes sans lever le stylo avec comme instruction d'être aussi précis que possible tout en maintenant une vitesse de mouvement constante tout au long du scanning.

Les deux scannings ont été effectués dans différentes conditions : avec la main droite (MD) ou avec la main gauche (MG), à une vitesse de mouvement spontanée (S) ou 'aussi vite que possible' (R). Les participants ont effectué les deux scannings dans quatre conditions : main droite à vitesse spontanée (MDS), main droite à vitesse élevée (MDR), main gauche à vitesse spontanée (MGS) et main gauche à vitesse élevée (MGR). Comme il existe des différences inter-individuelles en terme de vitesse de mouvement, il était plus approprié de contraindre la vitesse de mouvement en se basant sur la vitesse spontanée de chaque participant plutôt qu'en imposant a priori une vitesse identique pour tous les participants.

C'est pour cette raison que la condition le plus vite possible a été choisie afin de dégager la stabilité relative des patrons de coordination préférentiels de tous les participants.

**PROCEDURE**

Nous savons que certaines différences de performance entre la main droite et la main gauche peuvent être dues à des différences biomécaniques entre les effecteurs (Phillips *et al.*, 1999). Par exemple, la production d'une même cycloïde 'e' ne va pas impliquer les mêmes combinaisons de muscles si cette cycloïde est produite avec la main droite ou avec la main gauche. Pour comparer la performance entre la main droite et la main gauche, nous avons utilisé l'image en miroir de la tâche de scanning de la phase relative pour la main gauche. La Figure 4-1 présente la tâche de scanning pour chaque main : par exemple, le patron 0° correspond à tracer un trait oblique vers la droite avec la main droite alors qu'il correspond à un trait oblique vers la gauche avec la main gauche. Les ellipses ont été produites dans le sens de rotation antihoraire (AH) avec la main droite et horaire (H) avec la main gauche. De cette façon, nous pouvons contrôler le facteur biomécanique dans la présence de différences attendues dans la dynamique de coordination entre les deux mains.

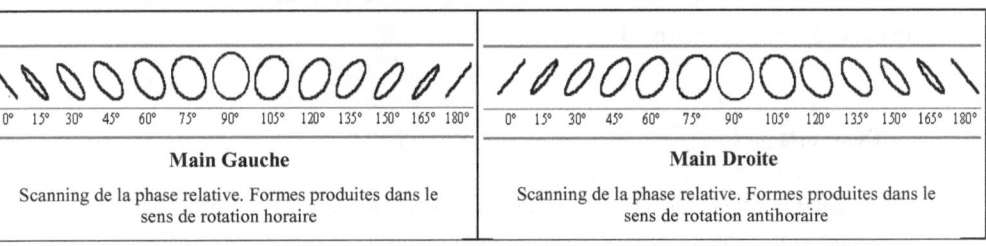

| Main Gauche | Main Droite |
|---|---|
| Scanning de la phase relative. Formes produites dans le sens de rotation horaire | Scanning de la phase relative. Formes produites dans le sens de rotation antihoraire |

**Figure 4-1 :** Scanning de la phase relative pour chaque main (même tâche en miroir).

Enfin, chaque scanning progressait soit de manière ascendante de 0° à 180°, soit descendante de 180° à 0°. Pour chaque condition expérimentale, six essais ont été effectués. Les participants ont donc effectué un total de 96 scannings.

Les participants ont été testés sur deux journées espacées de deux jours. Une journée était consacrée à la main droite et l'autre à la main gauche. La moitié des participants a commencé par la main droite alors que l'autre moitié a commencé par la main gauche. Il y avait deux sessions pour chaque main, d'une durée moyenne d'une heure chacune. La première session était consacrée à la condition vitesse spontanée, alors que la deuxième était consacrée à la condition vitesse élevée. Au début de chaque journée, les participants devaient tracer un cercle apparaissant au centre de l'écran pendant une durée de 30 secondes. Cette procédure permettait de noter la position relative du bras (angle entre le bras et la base horizontale de la table) afin qu'elle reste constante à l'intérieur de chaque session. L'expérimentateur vérifiait avant chaque essai que la position du bras correspondait à cette position de référence. Enfin, en plus des 6 essais par condition, un essai additionnel de familiarisation avec la tâche a été donné aux participants au début de chaque journée. Cet essai correspondait à la production d'un scanning total pour chaque tâche.

### 2.4. Traitement des données

Nous nous sommes intéressé à étudier l'évolution de la dynamique de la variable collective, la phase relative, en fonction de la manipulation de la vitesse et de la main. Comme pour l'étude précédente, le scanning de l'amplitude relative a été traité en terme de phase relative (cf. Annexe). Pour les deux scannings, nous avons calculé la phase relative discrète, deux fois par cycle avec la méthode de l'estimation par point déjà utilisée dans la première expérience (cf. chapitre 3, Figure 3-4). Puis, pour chaque patron de chaque essai, nous avons calculé l'erreur constante (EC) et l'erreur absolue (EA) de la PR, la déviation standard de la PR (DS) ainsi que la fréquence de mouvement (F).

## 3. Résultats

Les résultats seront présentés en deux sections distinctes : le scanning de la phase relative et le scanning de l'amplitude relative. Pour chaque scanning, des analyses de variance ANOVA Patron (13) x Main (2) x Vitesse (2) x Progression (2) à mesures répétées sur l'ensemble des facteurs ont été effectuées sur les variables dépendantes, EA, DS et F. Des analyses plus fines des effets significatifs ont été conduites avec des tests a posteriori de Newman-Keuls (SNK) avec comme valeur seuil ($p < .05$). Pour chaque section, nous nous attacherons à détailler les effets de la vitesse puis les différences éventuelles entre les deux mains.

### 3.1. Scanning de la phase relative

*ANALYSE DE LA PR*

**Erreur constante**

La Figure 4-2 montre l'EC de la PR produite en fonction de la PR requise pour chaque condition moyennée pour l'ensemble des participants et des essais : main droite à vitesse spontanée (MDS), main droite à vitesse élevée (MDR), main gauche à vitesse spontanée (MGS) et main gauche à vitesse élevée (MGR). Afin d'avoir une vision plus claire des résultats, nous avons choisi de décrire, dans un premier temps, les résultats sans distinction du sens de progression.

La courbe de l'EC pour MDS (losange plein) révèle une bonne précision de la PR à 0°, 30°/45°, et 120°, ainsi qu'une diminution de l'EC vers 180°. De plus, nous pouvons voir deux pentes négatives dans la courbe d'EC vers 45° et 120°. Une pente négative croise l'axe des abscisses vers 45° et montre que les patrons adjacents sont systématiquement surestimés ou sous-estimés vers ce patron. Pour le patron 120°, l'attraction est marquée sur les valeurs de PR requises plus hautes, les patrons de 135° à 165° sont systématiquement sous-estimés, et la pente négative pointe l'axe d'erreur nulle vers 120°.

La Figure 4-3 présente les courbes d'EC pour la MDS de chaque participant. La courbe d'EC croise ou touche l'axe des abscisses autour de 45° et de 120° pour 6 participants sur huit, et il y a une diminution de l'EC vers 0° et 180°. Ces résultats révèlent une attraction vers 45° et 120° comme dans l'étude précédente avec la main dominante à vitesse spontanée.

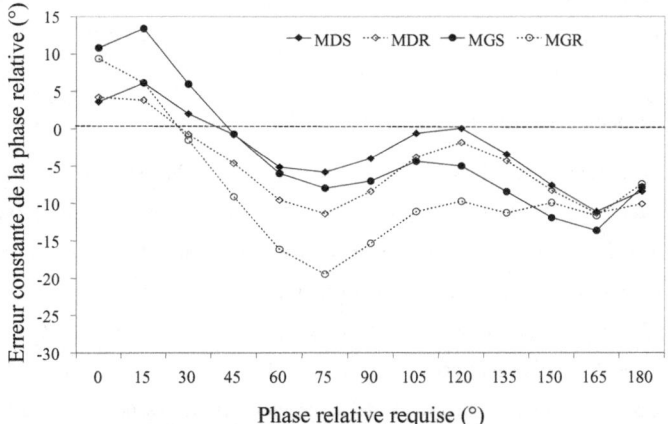

**Figure 4-2 :** Scanning de la phase relative. EC de la PR produite en fonction de la PR requise pour chaque condition (MDS, MDR, MGS, MGR).

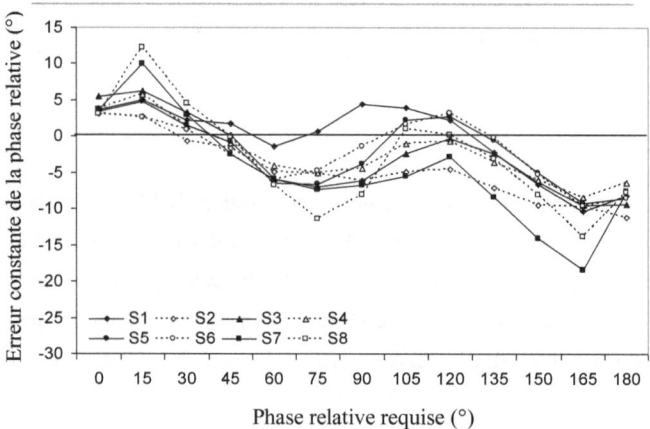

**Figure 4-3 :** Scanning de la phase relative. EC moyenne de la PR produite en fonction de la PR requise pour chaque participant.

Concernant l'effet de la vitesse, la courbe de la MDR de la Figure 4-2 (losange vide) révèle un glissement de la pente négative de 45° vers 30°. Pour la condition MGR (cercle vide), la courbe montre un glissement de la pente négative de 45° à 30° par rapport à la condition MGS ainsi qu'une disparition de la pente négative vers 120°. Ces résultats indiquent que l'attracteur correspondant au patron 120° disparaît complètement mais que l'attracteur 30°/45° reste présent dans la condition MGR.

Concernant l'effet de la main, la courbe de la MGS de la Figure 4-2 (cercle plein) révèle un amenuisement de la pente négative vers 120° indiquant une diminution de l'attraction de ce patron. Cette courbe montre aussi une pente négative qui croise l'axe des abscisses vers 45° indiquant la présence d'un attracteur à 45° avec la MGS.

*Différence en fonction du sens de progression*

La Figure 4-4 présente l'EC en fonction de la PR requise pour chaque condition (MDS, MDR, MGS et MGR) et chaque sens de progression (de 0° à 180° et de 180° à 0°). Avec la main droite (courbes de droite), quand le scanning commençait par le patron 0° (trait pointillé), on peut noter la présence de deux pentes négatives qui croisent ou pointent vers l'axe d'erreur nulle vers 15° et 120°. Quand le scanning commençait par le patron 180° (trait plein), ces deux pentes négatives croisent vers 45°/60° et vers 135°. Avec la main gauche (courbes de gauche), on peut également observer un décalage dans les pentes négatives en fonction du sens de progression pour les deux conditions de vitesse. Ces décalages observés dans les pentes négatives en fonction du sens de progression du scanning indiquent qu'en fonction du patron que les participants sont en train de produire, ils vont passer plus ou moins vite dans le patron suivant. Ces résultats sont concordants avec ceux de l'étude précédente : pour toutes les conditions, les passages d'un patron à un autre ne se faisaient pas aux mêmes valeurs de PR en fonction du patron initial, ce qui atteste de la non linéarité du système.

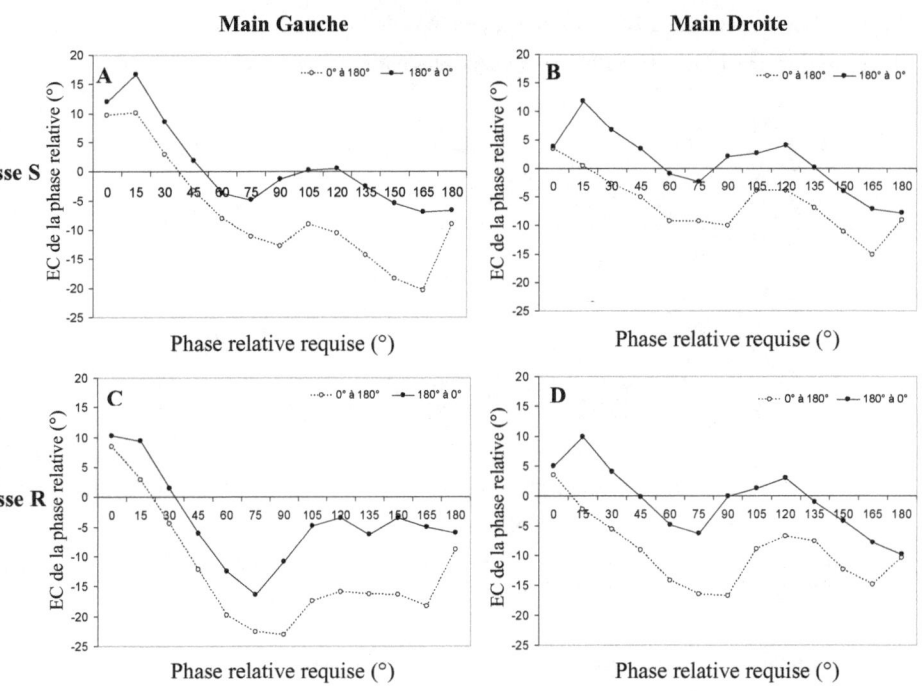

**Figure 4-4 :** Scanning de la phase relative. EC produite en fonction de la PR requise pour chaque condition (MDS, MDR, MGS et MGR) en fonction du sens de progression de 0° à 180° et de 180° à 0°.

**Erreur absolue**

La Figure 4-5 présente l'EA moyenne de chaque patron produit en fonction de la PR requise pour chaque condition. L'analyse de variance de l'EA montre un effet simple significatif de la Vitesse ($F(1, 7) = 6.77, p < .05$), du Patron ($F(12, 84) = 3.63, p < .0001$) ainsi que de la Progression ($F(1, 7) = 26.5, p < .001$). Les interactions Patron x Main ($F(12, 84) = 2.26, p < .05$), Patron x Vitesse ($F(12, 84) = 5.73, p < .0001$) ainsi que la triple interaction Patron x Main x Vitesse ($F(12, 84) = 3.84, p < .05$) sont significatives. Ces résultats montrent que la

MD est plus précise que la MG et que la précision est altérée à vitesse élevée. L'analyse post-hoc conduite sur la triple interaction montre qu'avec la main droite (MDS et MDR), les patrons 0°, 30°/45° (et 15° pour MDR), 105°/120°/135° sont plus précis que tous les autres et que le patron 180° est plus précis que le patron 165°. Pour la MGS, l'EA est significativement plus faible à 0°, 45° et 120° et l'EA de 180° est plus faible que celle du patron 165°. Pour la MGR, l'EA est minimale à 30° alors que la précision du patron 120° est comparable à celle des patrons adjacents, le patron 120° ne fait donc plus partie des patrons les plus précis.

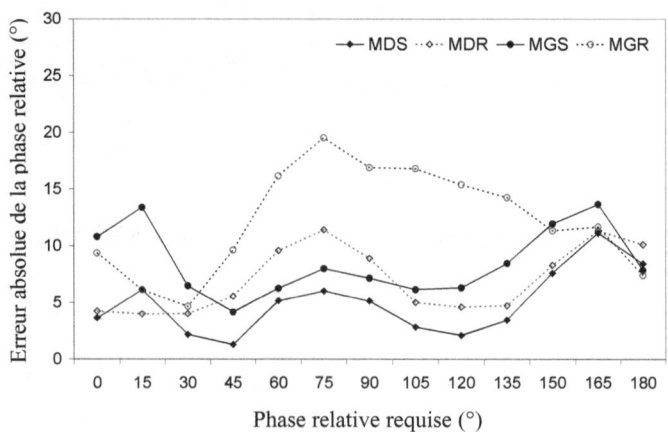

**Figure 4-5 :** Scanning de la phase relative. EA de la PR produite pour chaque condition (MDS, MDR, MGS, MGR) en fonction de la PR requise.

Les interactions Progression x Patron ($F(12, 84) = 16.7$, $p < .0001$) et Progression x Vitesse x Patron sont significatives ($F(12, 84) = 2.42$, $p < .05$). L'analyse post-hoc de la triple interaction montre que quelle que soit la condition de vitesse, les patrons 15°, 30°/45°, 60° et 90° sont significativement plus précis dans la progression de 0° à 180° alors que les patrons 135°, 150° et 165° sont plus précis dans la progression 180° à 0°. Enfin, le patron 180° est également plus précis dans la progression de 180° à 0° mais seulement à vitesse spontanée, ce qui peut expliquer la triple interaction. Autrement dit, les patrons produits en début de scanning sont plus précis que ceux produits en fin de scanning pour les deux mains.

**Déviation standard**

La Figure 4-6 présente la DS de la PR produite pour chaque condition expérimentale en fonction de la PR requise. Dans toutes les conditions, la figure montre que la DS est plus faible pour les patrons 0° et 180°. Pour la MG en général, et avec l'augmentation de la vitesse, les courbes montrent une DS importante pour les patrons de 75° à 165°. L'analyse de variance de la DS montre que les effets simples de la Main ($F(1, 7) = 41.06, p < .0001$), de la Vitesse ($F(1, 7) = 8.85, p < .05$), du Patron ($F(12, 84) = 60.94, p < .0001$) ainsi que l'interaction Main x Patron ($F(12, 84) = 7.23, p < .0001$) sont significatifs. La DS moyenne dans la condition de vitesse R est significativement plus importante que dans la condition de vitesse S. L'analyse post-hoc sur l'interaction montre que pour les deux mains, les patrons 0° et 180° sont significativement plus stables que tous les autres patrons, tandis que 15°, 30° et 45°/60° sont significativement plus stables que les patrons entre 105° et 165°. L'interaction Main x Patron peut s'expliquer par une augmentation de la DS plus importante pour les patrons de 75° vers 165° avec la MG.

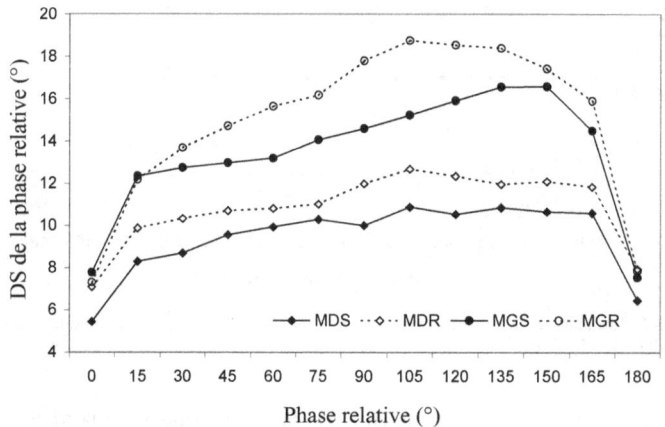

**Figure 4-6** : Scanning de la phase relative. DS de la PR produite en fonction de la PR requise pour chaque condition (MDS, MDR, MGS, MGR).

L'analyse de variance sur la DS montre également que les interactions Patron x Progression ($F(12, 84) = 11.87, p < .0001$), Vitesse x Progression ($F(1, 7) = 6.64, p < .05$) ainsi que l'interaction Vitesse x Progression x Patron ($F(12, 84) = 2.9 ; p < .001$) sont significatives. Quelle que soit la condition de vitesse, les patrons de 0° à 80° sont moins variables quand le scanning commence par le patron 0°. L'analyse post-hoc de la triple interaction montre qu'à vitesse S, il n'y a aucune différence significative de DS en fonction du sens de progression pour tous patrons. Par contre, à vitesse élevée R, les patrons produits en tout début de scanning, c'est-à-dire 0° et 15° dans la progression 0° à 180°, et 180° dans la progression de 180° à 0°, ont une DS moins importante que ceux produits en fin de scanning.

*FREQUENCE DE MOUVEMENT*

Cette analyse a été conduite afin de savoir si les participants avaient respecté la consigne de maintenir la même fréquence de mouvement pour tous les patrons pour chaque condition expérimentale (MDS, MDR, MGS et MGR). La Figure 4-7 présente la fréquence de mouvement en fonction du patron requis pour toutes les conditions (MDS, MDR, MGS et MGR). Les courbes montrent une diminution de la fréquence de mouvement du patron 0° aux patrons 165°/180°.

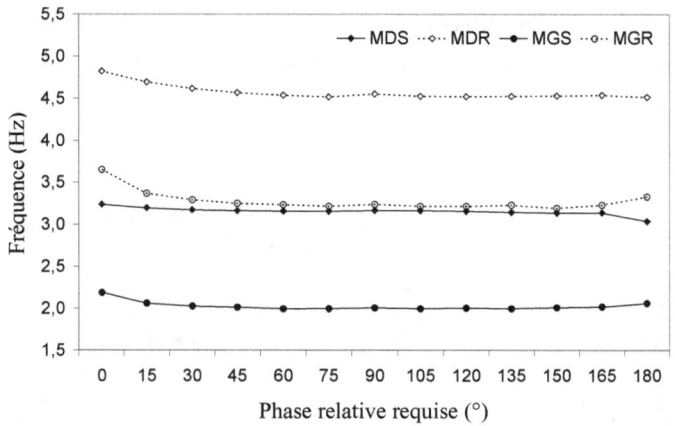

**Figure 4-7 :** Scanning de la phase relative. F en fonction de la PR requise pour chaque condition (MDS, MDR, MGS, MGR).

L'analyse de variance de la fréquence montre que les effets simples de la Main ($F(1, 7) = 28.2, p < .001$), de la Vitesse ($F(1, 7) = 119.5, p < .0001$) et du Patron ($F(12, 84) = 3.86, p < .0001$) sont significatifs. Les interactions Patron x Vitesse ($F(12, 84) = 1.98, p < .05$), Patron x Main ($F(12, 84) = 3.45, p < .001$) ainsi que la triple interaction Patron x Main x Vitesse ($F(12, 84) = 2.13, p < .05$) sont significatives. Les interactions Patron x Progression ($F(12, 84) = 6.68, p < .001$), Vitesse x Progression ($F(1, 7) = 9.97, p < .05$), Main x Progression x Patron ($F(12, 84) = 7.7, p < .0001$) ainsi que Main x Vitesse x Progression x Patron ($F(12, 84) = 8.41, p < .0001$) sont également significatives. Les analyses post-hoc de cette quadruple interaction montrent que dans toutes les conditions et pour chaque sens de progression, excepté la MDS, il y a des différences dans la fréquence de mouvement entre certains patrons requis, indiquant que les participants n'ont pas maintenu la même fréquence de mouvement tout au long du scanning.

119

Pour résumer l'ensemble des résultats que nous venons d'exposer (EC, EA, DS et F), le scanning de la phase relative pour la main droite à vitesse spontanée (MDS) révélait une attraction pour quatre patrons de coordination 0°, 45°, 120° et 180°, en accord avec les résultats de l'étude précédente. Les résultats montrent une erreur faible ainsi que deux pentes négatives vers 45° et 120°. La variabilité est la plus faible à 0° et 180° et intermédiaire autour de 45°. Les résultats montrent une diminution globale de la précision et de la stabilité, associée à une diminution de l'attraction pour le patron 120° dans la condition vitesse élevée ainsi qu'avec la MG. Autour du patron préféré 120°, la pente négative disparaît, associée à une variabilité très importante surtout dans la condition MGR, alors que les patrons 0°, 45°, et 180° restent les moins variables et les plus précis. Ceci suggère que l'attraction vers 120°, le patron le moins stable dans la condition MDS est complètement déstabilisé avec une augmentation de la vitesse et n'existe pas avec la MG.

### 3.2. Scanning de l'amplitude relative

*ANALYSE DE LA PR*

**Erreur constante**

La Figure 4-8 présente l'EC de la PR en fonction de la PR requise pour chaque condition (MDS, MDR, MGS, MGR) moyennées à travers les participants et les essais. La courbe d'EC de la condition MDS (losange plein) montre que l'erreur entre la PR produite et la PR requise est minimale à 0°, 37°/53°, vers 113° ainsi qu'une diminution de l'EC vers 180°. Il y a une pente négative associée à un croisement de l'axe des abscisses entre 37° et 53° et une pente négative qui pointe l'axe d'erreur nulle vers 100°/113°. De plus, il y a une diminution de l'EC vers les patrons 0° et 180°.

La Figure 4-9 présente les courbes d'EC de chaque participant pour la MDS. Ces courbes montrent la présence d'un croisement de l'axe des abscisses autour des patrons 37° à 80° pour tous les participants et vers 113°-143° pour cinq participants sur huit. Ces résultats sont concordants avec les résultats de notre étude précédente montrant la présence de quatre tendances de coordination préférentielles dans la condition MDS vers 0°, 53°, 113°/127° et 180°.

Concernant l'effet de la vitesse, les courbes en pointillé de la Figure 4-8 montrent un glissement de la pente négative de 53°/37° vers 37°/19° pour les deux mains. De plus, bien que la pente négative vers 113° est présente dans les deux conditions de vitesse avec la MD, la courbe de la MGR (cercle vide) ne montre pas de pente négative vers 120°. Ceci indique une perte d'attraction du patron 113°dans la condition MGR.

Concernant l'effet de la main, la courbe d'EC de la Figure 4-8 dans la condition MGS (cercle plein) montre la présence d'une pente négative croisant l'axe d'erreur nulle vers 37° ainsi qu'une légère pente négative vers 80°, associée à une erreur importante. Cette pente négative disparaît complètement dans la condition MGR. Enfin, si l'on compare la MD et la MG, on peut noter une descente de globale et importante de la courbe d'erreur avec la MG.

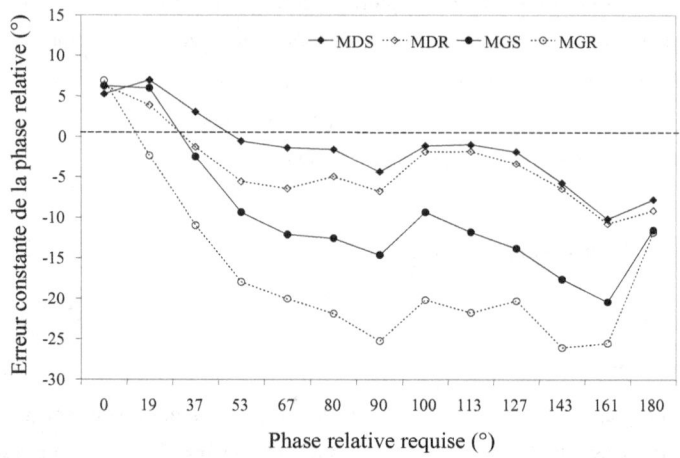

**Figure 4-8 :** Scanning de l'amplitude relative. EC de la PR produite en fonction de la PR requise pour chaque condition (MDS, MDR, MGS, MGR).

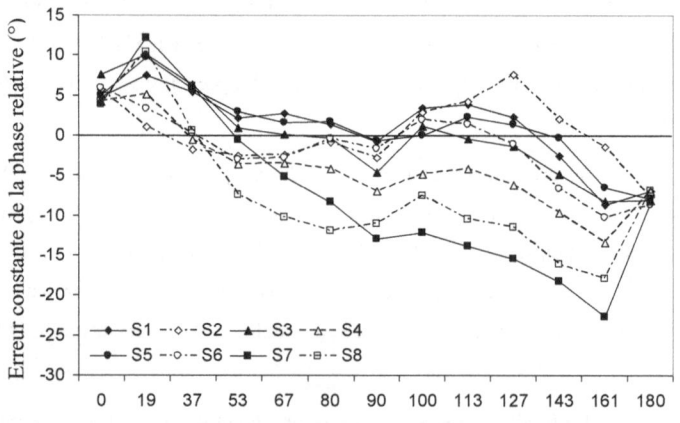

**Figure 4-9** : Scanning de l'amplitude relative. EC de la PR produite en fonction de la PR requise pour chaque participant.

*Différence en fonction du sens de progression*

La Figure 4-10 présente l'EC en fonction de la PR requise pour chaque condition (MDS, MDR, MGS et MGR) et pour chaque sens de progression, de 0° à 180° et de 180° à 0°.

Avec la main droite et dans les deux conditions de vitesse (courbes de droite), quand le scanning commence par le patron 0° (trait pointillé), il y a deux pentes négatives qui croisent ou pointent l'axe d'erreur nulle vers 19°/37° et vers 100°/113°. Quand la tâche commence par le patron 180° (trait plein), dans la condition MDR, on peut noter que ces deux pentes négatives croisent à 37° et vers 100°. Dans la condition MDS, le décalage de la pente négative est plus flagrant puisque la courbe d'EC croise l'axe des abscisses à 67° et à 127°.

Avec la MGS, les courbes d'EC montrent que la pente négative qui croise vers 19° dans la progression de 0° à 180° et croise entre 37° et 53° dans la progression de 180° à 0°. Avec la MGR, il y a peu de différence en fonction de la progression. Ces résultats indiquent, qu'excepté pour la condition MGR, les passages d'un patron à un autre ne se font pas aux mêmes valeurs de PR en fonction de la progression du scanning.

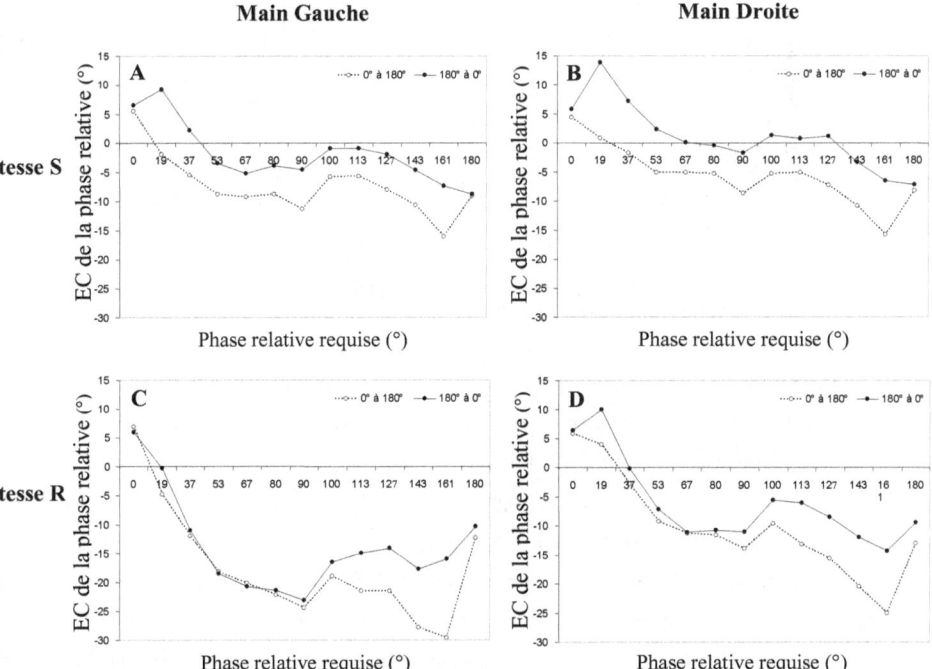

**Figure 4-10 :** Scanning de l'amplitude relative. EC de la PR produite en fonction de la PR requise pour chaque condition (MDS, MDR, MGS et MGR) en fonction du sens de progression.

**Erreur absolue**

La Figure 4-11 présente l'EA moyenne en fonction de la PR requise pour chaque condition. L'ANOVA sur l'EA montre que les effets simples de la Main ($F(1, 28) = 7.3$, $p < .05$), du Patron ($F(12, 336) = 8.35$, $p < .0001$) et de la Progression ($F(1, 7) = 29.35$, $p < .001$) sont significatifs. Les interactions Patron x Main ($F(12, 84) = 3.23$, $p < .001$), Patron x Vitesse ($F(12, 84) = 4.93$, $p < .05$) et Main x Vitesse x Patron ($F(12, 84) = 2.27$, $p < .05$) sont également significatives. L'analyse post-hoc sur l'interaction Main x Vitesse x Patron montre qu'à vitesse spontanée, hormis 0°, 19°, 37° et 180°, tous les patrons étaient significativement moins précis avec la main gauche qu'avec la main droite.

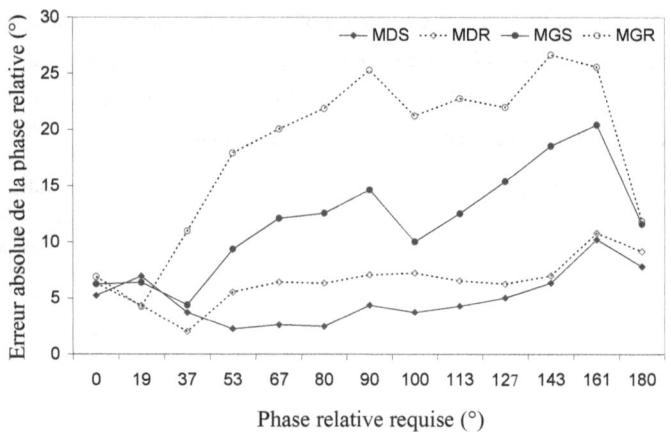

**Figure 4-11** : Scanning de l'amplitude relative. EA de la PR produite en fonction de la PR requise pour chaque condition (MDS, MDR, MGS, MGR).

Ces résultats indiquent que la précision des patrons 0°, 19°, 37° et 180° est comparable dans les deux conditions de vitesse et avec les deux mains. L'effet du patron reflète une meilleure performance à 0°, vers 37°, 100° et 180° par rapport aux patrons adjacents. Par contre, la triple interaction indique une augmentation de l'erreur des patrons de 53° à 161° dans la condition vitesse élevée et avec la main gauche.

Enfin, les interactions Patron x Progression ($F(12, 84) = 15.4$, $p < .0001$) et Patron x Progression x Main sont également significatives ($F(12, 84) = 2.95$, $p < .01$). L'analyse post-hoc de la triple interaction montre qu'il n'y a pas de différence significative en fonction de la progression sauf pour 19° qui est plus précis dans la progression de 0° à 180° et le patron 53° et 90° mais uniquement avec la MD. Les patrons 161°/180° qui sont plus précis dans la progression de 180° à 0° pour les deux mains. Ces résultats indiquent que le sens de progression semble avoir peu d'incidence sur la précision à part pour les patrons en tout début de scanning qui auraient tendance à être plus précis que ceux en fin de scanning.

**Déviation standard**

La Figure 4-12 présente la DS de la PR produite pour chaque condition (MDS, MDR, MGS et MGR). Dans toutes les conditions, la DS de la PR produite est minimale quand les patrons requis sont 0° et 180°. Il y a une augmentation de la DS avec la MDR et la DS est plus importante avec la MG. De plus, l'augmentation de la DS dans la condition rapide semble plus importante pour les patrons de 90° à 161°, surtout avec la MG.

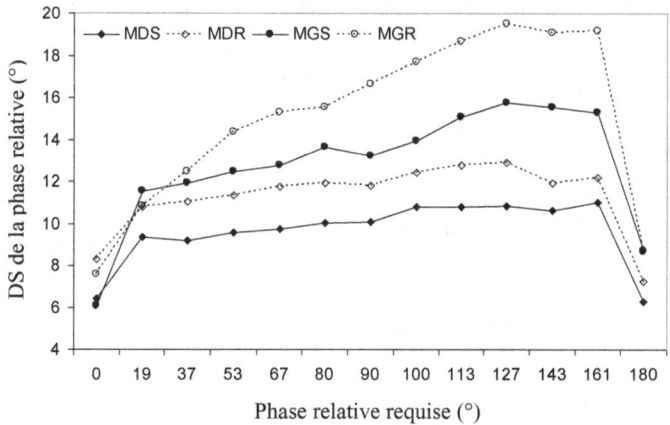

**Figure 4-12** : Scanning de l'amplitude relative. DS de la PR produite en fonction de la PR requise pour chaque condition (MDS, MDR, MGS et MGR).

L'ANOVA sur la DS montre un effet simple du Patron ($F(12, 84) = 36.86$, $p < .0001$), de la Main ($F(1, 7) = 56.95$, $p < .0001$) et de la Vitesse ($F(1, 7) = 23.84$, $p < .01$). Les interactions Patron x Main ($F(12, 84) = 6.76$, $p < .0001$), Patron x Vitesse ($F(12, 84) = 3.9$, $p < .0001$) et la triple interaction Patron x Main x Vitesse ($F(12, 84) = 3.68$, $p < .001$) sont significatives. L'analyse post-hoc sur la triple interaction montre qu'avec la MD, tous les patrons sont significativement plus variables dans la condition de vitesse R que S. Par contre, avec la MG, seuls les patrons de 67° à 153° sont produits avec une DS plus importante à vitesse R que S. Dans toutes les conditions, les patrons 0° et 180° sont significativement plus stables que tous les autres. En outre, les patrons entre 19° et 67° sont significativement plus stables que les patrons entre 105° et 161°. Ces résultats sont comparables à ceux du scanning de la phase relative (cf. Figure 4-6).

Enfin, l'analyse de variance montre que l'interaction Patron x Progression ($F(12, 84)$ = 3.68, $p < .0001$) est significative. L'analyse post-hoc de cette interaction montre d'une part, que seul le patron 15° est moins variable dans la progression 0° et 180° et d'autre part que seul le patron 180° est moins variable dans la progression de 180° à 0°. Ces résultats indiquent, qu'à ces deux exceptions près, il n'y a pas d'effet de la progression sur la stabilité des patrons.

*FREQUENCE DE MOUVEMENT*

La Figure 4-13 présente F en fonction de la PR requise pour chaque condition.

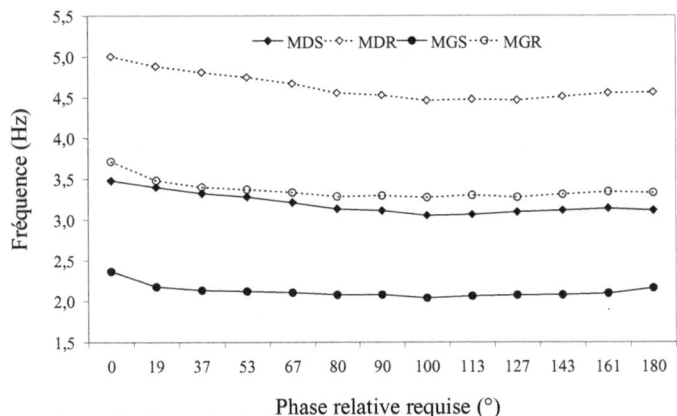

**Figure 4-13** : Scanning de l'amplitude relative. F en fonction de la PR requise pour chaque condition (MDS, MDR, MGS et MGR).

L'analyse de variance montre que les effets de la Main ($F(1, 7)$ = 28.52, $p < .0001$), de la Vitesse ($F(1, 7)$ = 129.9, $p < .0001$) et du Patron ($F(12, 84)$ = 29.2, $p < .0001$) sont significatifs. Les interactions Main x Patron ($F(12, 84)$ = 3.27, $p < .0001$), Vitesse x Patron ($F(12, 84)$ = 2.81, $p < .001$) et Main x Vitesse x Patron ($F(12, 84)$ = 1.99, $p < .05$) sont aussi significatives. L'analyse post-hoc de la triple interaction montre qu'en dépit de l'instruction de conserver la même vitesse tout au long du scanning, il y a un effet du Patron dans toutes les conditions sauf dans la condition MDS ($p < .05$).

Les interactions Progression x Patron ($F(12, 84)$ = 6.53, $p < .0001$) et Progression x Vitesse x Patron ($F(12, 84)$ = 11.9, $p < .0001$) sont significatives. Dans la condition vitesse spontanée, tous les patrons étaient produits avec une fréquence de mouvement plus importante dans le sens de progression de 0° à 180°. Dans le condition vitesse rapide, les patrons de 0° à 90° étaient produits avec une fréquence de mouvement plus importante quand le scanning commençait par 0° alors que les patrons de 105° à 180° étaient produits plus rapidement quand le scanning commençait par 180°.

Pour résumer, dans la condition MDS, les résultats montrent que les patrons 0°, 37°, vers 113° et 180° exhibent une erreur temporelle plus faible et une pente négative vers 37°/53° et une pente négative vers 113°, indiquant une attraction vers ces valeurs de PR. Ces résultats sont en accord avec l'expérience précédente. La stabilité est plus importante lorsque les patrons requis sont 0° et 180° et intermédiaire pour le patron 37°/53°. De plus, les résultats montrent une diminution globale de la précision et de la stabilité dans la condition de vitesse élevée et une augmentation de la variabilité plus importante pour le patron 113° que pour les autres patrons de coordination préférentiels. Avec la main gauche, les patrons 0°, 45° et 180° sont plus précis et stables que les autres patrons. Par contre, le patron 113° est non seulement très variable et imprécis (MGS et MGR) mais il n'y a pas de pente négative vers 113° dans la condition MGR. Comme pour le scanning de la phase relative, le patron préférentiel 113° initialement le moins stable, se déstabilise avec une vitesse de mouvement élevée et il est complètement absent dans la condition MGR.

## 4. Discussion

Le but de cette expérience était d'étudier l'évolution de la distribution et de la stabilité des attracteurs de la dynamique de coordination spontanée du système graphomoteur sous diverses conditions. Les objectifs étaient, d'une part d'identifier les détériorations des patrons préférentiels sous l'effet d'une contrainte de vitesse et, d'autre part, de comparer la dynamique de coordination spontanée de la main ayant pratiqué l'écriture pendant des années, avec la dynamique de coordination spontanée de la main n'ayant pas appris à écrire.

Avant d'exposer les résultats concernant l'effet de la vitesse puis de comparer la dynamique de coordination entre la main dominante et la main non dominante, les résultats de cette étude reportent une dynamique de coordination analogue à celle de l'étude précédente avec la main dominante à vitesse spontanée. En effet, en dépit de quelques différences inter-individuelles (cf. Figure 4-3 et Figure 4-9), les attracteurs existaient aux quatre même valeurs de phase relative pour les deux tâches de scanning (i.e., 0°, 45°, 120°/135° et 180° approximativement). Ces attracteurs étaient caractérisés par un degré de stabilité différent. Les patrons 0° et 180° étaient les patrons les plus stables et le patron 45° était plus stable que le patron 135°. Enfin, les résultats ont montré une l'influence du sens de progression du scanning sur le passage d'un patron à un autre comparable à l'étude précédente (cf. Figure 4-4 et Figure 4-10). L'influence du sens de progression de la tâche correspond à un phénomène d'anti-hystérèse et explique l'absence de pente négative vers les états stables 0° et 180° (cf. Discussion Chapitre 3). Ces résultats confirment la présence d'une dynamique de coordination spontanée multistable dans la graphomotricité.

**Effet de la vitesse sur la dynamique spontanée de l'écriture**

Deux points majeurs doivent être discutés. Le premier concerne la déstabilisation induite par une fréquence de mouvement élevée sur certains patrons de coordination et le second concerne une analyse plus détaillée de certaines manifestations de cette déstabilisation.

Premièrement, les résultats liés à la manipulation de la vitesse sur la dynamique de coordination spontanée confirment notre hypothèse principale. Quand les participants devaient effectuer les mêmes patrons avec une vitesse de mouvement élevée, des détériorations systématiques et non uniformes de la performance ont été observées. En dépit d'une augmentation générale de la variabilité et de l'imprécision pour des mouvements plus rapides, les patrons les plus stables et précis avec une fréquence de mouvement spontanée restaient les plus stables et les plus précis avec une vitesse de mouvement élevée (0°, 45° et 180° pour les deux tâches). Par contre, le patron préféré le moins stable dans la condition la plus aisée, le patron 135,° était déstabilisé en premier, en perdant sa stabilité, sa précision et sa puissance attractive, se manifestant par un amenuisement de la pente négative dans la courbe d'erreur constante. Pour les deux tâches, l'ordre de la détérioration de la dégradation des patrons préférentiels suivait bien l'ordre de leur stabilité relative.

Deuxièmement, les résultats ont montré la présence d'une descente progressive de la courbe d'erreur constante ainsi qu'un déplacement de l'attraction de 45°/30° vers 15° avec une vitesse de mouvement élevée pour les deux mains (cf. Figure 4-2 et 4-8). Cette descente de la courbe d'erreur constante indique une sous estimation systématique plus importante des valeurs de phase relative requises avec une vitesse de mouvement élevée. Ce phénomène est un autre indice de déstabilisation de la dynamique de coordination spontanée sous l'accumulation de contraintes qui pourrait être dû à une augmentation de l'asymétrie entre les oscillateurs, dans la même ligne du travail théorique effectué au niveau de la coordination bimanuelle (Fuchs *et al.*, 1996). Si le modèle HKB (Haken *et al.*, 1985) formalise la coordination de deux oscillateurs (e.g., deux doigts) ayant des fréquences propres identiques, la coordination peut également se faire entre des oscillateurs ayant des fréquences propres différentes, c'est-à-dire avec une asymétrie entre les oscillateurs, comme dans la coordination entre une jambe et un bras par exemple (Kelso & Jeka, 1992). Ces oscillateurs de fréquences différentes peuvent adopter une fréquence d'oscillation commune qui diffère de leur fréquence respective et qui assure leur coordination. L'augmentation d'une contrainte, comme la fréquence de mouvement, peut amener à une asymétrie entre les deux oscillateurs, chaque oscillateur tendant à recouvrer leur propre fréquence d'oscillation et à se découpler. Lorsqu'il existe une légère différence de fréquence entre deux oscillateurs, les mêmes états stables peuvent persister (e.g., 0° et 180°) mais ils sont décalés de leur valeur de patron de coordination pure et perdent de leur stabilité (Kelso & Jeka, 1992). L'augmentation de l'asymétrie entraîne un déplacement des états stables, une augmentation de l'erreur par rapport aux patrons attendus ainsi qu'une perte de stabilité des états du système (Schmidt & Turvey, 1995, pour une revue théorique). Plus le patron est stable, plus il va résister à une augmentation de l'asymétrie entre les oscillateurs. Ce phénomène se traduit par un déplacement vers le haut ou vers le bas de la courbe d'erreur constante associé à une disparition de l'attraction des patrons les moins stables. Cet éloignement de la pente négative de l'axe d'erreur nulle vers le patron 135° a été observé dans les deux tâches de scanning. Ce phénomène supporte notre hypothèse principale concernant la déstabilisation des patrons les moins stables avec une vitesse de mouvement élevée.

De plus, ces résultats indiquent que la dynamique de coordination de la graphomotricitié pourrait répondre à un modèle d'oscillateurs couplés non-linéaires comparable à celui de Fuchs *et al.* (1996). Ce modèle s'est avéré fructueux pour modéliser la dynamique de coordination entre deux composantes ayant des fréquences propres différentes, comme dans la coordination d'un bras et d'une jambe (Kelso & Jeka, 1992), le balancement de pendules (Schmidt, Beek, Treffner, & Turvey, 1991 ; Schmidt, Shaw, & Turvey, 1993) ou encore dans la coordination perception-action (Kelso, DelColle, & Schöner, 1990). Cette dernière interprétation est fondée empiriquement puisque les propriétés des oscillateurs naturels impliqués dans la tâche de l'écriture sont de nature asymétrique (Teulings *et al.*,

1989 ; cf. Tableau 1-1, Chapitre 1[14]). Nous avons postulé que la production d'écriture pouvait être décrite selon un modèle d'oscillateurs orthogonaux, de même fréquence, couplés non linéairement (cf. Discussion expérience 1). Il semble que cette approximation ne soit pas suffisante pour intégrer l'ensemble des phénomènes observés au niveau comportemental. Si l'on veut construire un modèle de l'écriture capable de prédire précisément l'ensemble des dégradations de l'écriture observées dans une condition de vitesse de mouvement élevée, il semble qu'une analyse du comportement individuel des composantes naturelles du système graphomoteur ainsi que de leur coordination soit nécessaire.

**Dynamique de coordination de la main dominante et de la main non dominante**

Les résultats ont montré la présence de différences notables de performance entre la main dominante et la main non dominante. En plus d'une diminution de la précision et de la vitesse ainsi qu'une augmentation globale de la variabilité de la performance avec la main gauche maintes fois apportées dans la littérature (Provins & Magliaro, 1993 ; Philips, *et al.*, 1999), nos résultats montrent que tous les patrons ne sont pas affectés de la même manière par le fait d'être exécutés avec la main gauche. Comme nous l'avions prédit, le patron le moins stable avec la main droite (approximativement 135° pour les deux tâches) arborait, avec la main gauche, une stabilité et une précision plus faibles à vitesse spontanée et n'était plus un patron préféré à vitesse rapide car il y avait une disparition totale de la pente négative vers ce patron. La dynamique de coordination de la main non dominante pourrait alors être caractérisée par trois patrons de coordination préférentiels, à savoir 0°, 45° et 180°. Notablement, ces attracteurs correspondaient aux trois patrons les plus stables parmi les quatre préférés de la main droite.

Les différences dans les capacités motrices des deux mains peuvent avoir plusieurs origines non exclusives comme une organisation asymétrique fonctionnelle du cerveau (Levy & Reid, 1987[15]; Springer & Deutsch, 1998), des différences biomécaniques dans les membres impliquant des combinaisons de muscles différentes dans la production d'une même lettre (van Emmerick & Newell, 1989 ; Teulings *et al.*, 1989 ; Phillips *et al.*, 1999) et une différence de pratique entre la main dominante et la main non dominante. Tout d'abord, rappelons que nous avons pris le soin dans cette étude de contrôler ces facteurs biomécaniques en imposant

---

[14] La fréquence d'oscillation des mouvements d'abduction-adduction du poignet est plus élevée que celle des mouvements de flexion-extension des doigts.
[15] Modèle neuronal pionnier des variations dans l'organisation cérébrale en fonction de la dominance latérale et de la posture de la main dans l'écriture.

une tâche de scanning en miroir pour la main gauche. L'asymétrie manuelle a fait l'objet de nombreuses études, notamment sur l'écriture (e.g., Rogers *et al.*, 1996 ; Phillips *et al.*, 1999 ; Castiello & Stelmach, 1993 ; Provins & Magliaro, 1993). Certaines de ces études ont montré que les différences entre la main dominante et non dominante étaient considérablement réduites et pouvaient disparaître avec la pratique (Provins, 1997, pour une revue), ou l'usage quotidien de la main non préférée pour écrire (Castiello & Stelmach, 1993). Par conséquent, nous pensons que la dynamique de coordination de la main dominante, exhibant spontanément un patron de coordination attractif supplémentaire autour de 120° par rapport à la main non dominante, pourrait être le fruit d'un long apprentissage de l'écriture.

Dans cette perspective, la dynamique tristable pourrait être dépendante des propriétés biomécaniques des effecteurs (Teulings *et al.*, 1989) et la dynamique quadristable de la main droite refléterait la dynamique propre de l'écriture. L'état actuel de la dynamique de coordination de la main droite pourrait être vu comme le résultat de l'interaction entre la pratique de l'écriture et la dynamique spontanée des effecteurs qui trouverait un compromis entre les patrons de coordination attractifs préexistants et les exigences de la tâche d'écriture. Certaines formes présentes dans l'écriture cursive pourraient correspondre aux patrons de coordination préférés des droitiers comme les patrons 0°, 45° et 180°, aboutissant à une coopération entre le patron requis et la dynamique spontanée. A l'inverse, d'autres formes pourraient ne pas correspondre aux patrons de coordination préférentiels engendrant alors un régime de compétition (Kelso & Schöner, 1988). Les régimes de compétition et de coopération déterminent les propriétés dynamiques des patrons exécutés et en particulier leur stabilité et leur précision (Schöner & Kelso, 1988). Une telle approche a deux conséquences. Premièrement, le régime de compétition aboutit à une augmentation de la variabilité et de l'imprécision du patron de coordination produit. Inversement, le régime de coopération aboutit à une stabilisation du patron qui sera produit avec une faible erreur et variabilité. Deuxièmement, le même processus de compétition entre les formes préférentielles et les formes requises par l'écriture peut aboutir à l'apprentissage de nouveaux patrons de coordination permettant à la dynamique de devenir plus riche en réponse aux contraintes spécifiques de la tâche (Schöner, Zanone, & Kelso, 1992). Afin de réduire le coût associé au régime de compétition, en particulier attentionnel (Temprado, Monno, Zanone, & Kelso, 2002), l'apprentissage peut modifier la dynamique initiale en y incorporant un nouveau patron de coordination (Schöner *et al.*, 1992). L'apprentissage de l'écriture pourrait ainsi stabiliser un nouveau patron de coordination correspondant au patron 120° à l'intérieur de la dynamique spontanée initialement tristable, dans un processus similaire à celui originellement apporté dans le cas de la coordination bimanuelle (Zanone & Kelso, 1992) et ensuite dans d'autres tâches (Fink *et al.*, 2000 ; Jirsa, Fink, & Kelso, 2000). Dans cette perspective, nous pouvons comprendre les mécanismes aboutissant à une dynamique de coordination plus riche avec la main dominante chez les droitiers. Ces interprétations pourraient être supportées par une étude transversale visant à analyser les modifications de la dynamique de coordination spontanée des enfants tout au long de l'apprentissage de l'écriture. Cette extension logique de cette étude pourrait permettre de comprendre de quelle manière les formes graphiques préférentielles s'acquièrent au cours du développement ainsi que de déterminer quelles sont les contraintes qui facilitent ou au contraire limitent leur acquisition.

Cette perspective nous permettrait également de comprendre pourquoi les adultes gauchers manifestent spontanément une tendance préférentielle supplémentaire par rapport aux droitiers (van Sommers, 1984). Si la dynamique de coordination tristable correspond à la dynamique des effecteurs disponibles avant l'apprentissage, elle devrait être symétrique, en miroir, entre les enfants droitiers et gauchers. Les patrons préférentiels 0° et 45° correspondent alors à des formes inclinées vers la gauche et le patron 180° correspond à un trait incliné vers la droite pour les gauchers (cf. Figure 4-1 pour une correspondance entre les patrons requis et les formes graphiques pour chaque main). Si les régimes de compétition et de coopération entre les patrons préférentiels préexistants et les patrons requis par la tâche d'écriture déterminent les propriétés dynamiques des patrons exécutés ainsi que leur acquisition (Schöner & Kelso, 1988), on peut comprendre qu'il existe des différences entre la dynamique de coordination de l'écriture des adultes droitiers et gauchers. En effet, si les formes graphiques sont en coopération avec les patrons préférentiels des droitiers, elles ne peuvent pas correspondre aux patrons préférentiels les gauchers. Par exemple, si une ellipse inclinée vers la droite correspond au patron préférentiel de 45° des droitiers, cette même forme correspond au patron 120° avec la main gauche qui est un patron initialement moins stable. Cette incompatibilité pourrait aboutir plus souvent à un régime de compétition chez les enfants gauchers. Ces enfants seraient alors amenés à stabiliser plus de patrons de coordination afin de répondre aux exigences de l'écriture. Dans cette perspective, nous pourrions comprendre la présence d'une orientation préférentielle supplémentaire chez des adultes gauchers ainsi qu'un plus long apprentissage de l'écriture de certains enfants gauchers. De fait, la connaissance de la dynamique de coordination spontanée disponible avant l'apprentissage et les contraintes imposées par la tâche pourrait en prime faciliter l'apprentissage de l'écriture des enfants gauchers en leur faisant pratiquer immédiatement les patrons de coordination qui sont indispensables à stabiliser pour une écriture efficace.

La principale contribution de cette étude a été de montrer une généralisation des théories des patrons dynamiques à l'écriture. Nous avons montré que les principes dynamiques, basés sur les propriétés de stabilité et de perte de stabilité, gouvernent la formation de patrons graphiques stables, leur acquisition ainsi que leur déstabilisation en fonction de conditions variées. Dans cette perspective, la stabilité des patrons de coordination préférentiels gouverne aussi les processus de changement intentionnel entre ces patrons (Kelso, Scholz, & Schöner, 1988 ; Scholz & Kelso, 1990 ; Carson *et al.,* 1994). Le but de notre prochaine expérience sera d'étudier les changements intentionnels de patrons et de voir si ces changements dépendent de la stabilité des patrons de coordination préférentiels engagés dans la transition.

## CHAPITRE V : EXPERIENCE 3

# 1. Introduction

Les expériences précédentes ont montré que la dynamique de coordination spontanée de la graphomotricité gouvernait à la fois la production de formes graphiques plus ou moins stables et précises ainsi que leur détérioration dans des situations adverses. Cependant, l'écriture ne correspond pas exclusivement à la production de formes graphiques indépendantes les unes des autres. Les boucles, les traits ou les ellipses sont liés afin de produire une succession de lettres désirées pour former un mot. Toute étude s'intéressant à la compréhension des processus mis en jeu dans la production d'écriture se doit d'analyser les règles de passage d'une forme graphique à une autre. L'objectif de cette expérience est donc d'étudier les règles de passage entre les patrons de coordination préférentiels de la graphomotricité.

L'étude des passages entre les patrons de coordination d'un système constitue le nerf de l'approche dynamique des coordinations motrices. Elle permet d'une part, d'identifier de façon claire et univoque la variable collective d'un système et, d'autre part, d'étudier les processus de transition entre les patrons. A cette fin, le temps de transition est un bon outil pour étudier les transitions intentionnelles entre les patrons préférentiels d'un système. Théoriquement, le passage d'un patron à un autre est sous la dépendance de la stabilité respective des patrons de coordination qui sont mis en jeu dans la transition (Kelso, Scholz, & Schöner, 1988). Certains travaux, conduits au niveau de la coordination bimanuelle, ont notamment montré que le passage intentionnel d'un patron plus stable vers un patron moins stable prend toujours plus de temps que le passage intentionnel dans le sens inverse (Kelso, Scholz, & Schöner, 1988 ; Scholz & Schöner, 1990).

Comme au niveau de la coordination bimanuelle, nous posons l'hypothèse que la dynamique de coordination de l'écriture gouverne les processus de transition intentionnelle entre les patrons de coordination préférentiels de la graphomotricité. La dynamique de coordination spontanée est caractérisée par quatre patrons de coordination préférentiels orientés soit à l'oblique (0°, 45°, 135°, 180°) soit à la verticale et à l'horizontale (0°, 53°, 135°, 180°). Le système graphomoteur exprimant plus de deux patrons de coordination préférentiels, l'application de cette méthode implique l'analyse des passages intentionnels entre tous les patrons préférentiels deux à deux. Pour les formes obliques, il faut analyser les transitions de 0° à 180°, de 0° à 45°, de 0° à 135°, de 45° à 180°, de 45° à 135°, et de 135° à 180°. Pour les formes verticales et horizontales, il faut analyser les transitions de 0° à 180°, de

0° à 53°, de 0° à 127°, de 53° à 180°, de 53° à 127°, et de 127° à 180°. Quelle que soit l'orientation des formes, nous savons que le patron 0° est le patron le plus stable, que le patron 180° est plus stable que les patrons 45°/53° et 135°/127° et enfin que le patron 45°/53° est plus stable que le patron 135°/127° (cf. Expérience 2). Nous posons l'hypothèse que quel que soient les patrons impliqués dans la transition, le temps de passage d'un patron plus stable vers un patron moins stable sera plus long que la transition dans le sens inverse.

## 2. Méthode

### 2.1. Population

Sept adultes droitiers (5 hommes et 2 femmes), âgés de 25 à 42 ans ont participé volontairement à cette expérience. Les participants ont été recrutés à la Faculté des Sciences du Sport de Toulouse ainsi qu'au Centre d'Etude de la Navigation Aérienne de Toulouse. La dominance latérale des participants a été évaluée grâce au questionnaire de dominance latérale de Dellatolas *et al.* (1988). Tous les participants avaient un score de plus de 8 réponses sur 10 en faveur d'une dominance latérale droite.

### 2.2. Matériel

Le même matériel que les deux expériences précédentes a été utilisé. Dans cette expérience, un métronome auditif généré par un micro-ordinateur a été rajouté. Le métronome auditif débutait au moment où les participants touchaient la tablette avec le stylet.

### 2.3. Tâche et procédure

#### TACHE

Les participants devaient reproduire le plus précisément possible deux formes qui apparaissaient successivement au centre de la tablette graphique. Chaque forme était produite pendant 30 cycles de mouvement. La première forme restait pendant 30 cycles, puis elle disparaissait pour faire place à la seconde forme que les participants devaient également produire pendant 30 cycles. Les participants devaient passer d'une forme à une autre sans lever le stylo tout en maintenant la même fréquence de mouvement tout au long de l'essai. Ils avaient comme consigne de ne pas anticiper le changement de forme, c'est-à-dire ne pas anticiper l'apparition de la nouvelle forme sur la tablette. Cependant, ils devaient produire la nouvelle forme dès son apparition. Les essais où les participants ont oublié ou à l'inverse ont anticipé l'instruction de changer de forme ont été refaits.

La fréquence de mouvement était imposée par un métronome auditif à la hauteur de 3.75 Hz. Les participants devaient se synchroniser avec le métronome auditif avec la consigne d'effectuer un trait aller-retour ou une ellipse entière entre chaque bip. Le métronome auditif était présent durant les 15 premiers cycles de la première forme, notée $P_1$. Après les 15 premiers cycles, le métronome était stoppé. Les participants devaient continuer à produire la même forme $P_1$ en maintenant la fréquence initiée par le métronome pendant 15 cycles supplémentaires. A la fin de ces 15 cycles sans métronome, une seconde forme, notée $P_2$, apparaissait au centre de l'écran et restait pendant 30 cycles. La totalité des ellipses a été effectuée dans le sens de rotation anti-horaire. La durée totale d'un essai était de 16 secondes.

Il existe 4 patrons de coordination préférentiels (Athènes, Sallagoïty, Zanone, & Albaret, 2004) qui sont orientés soit dans les directions obliques soit dans les directions verticales et horizontales (formes perpendiculaires). Une tâche correspond aux transitions entre les formes obliques et l'autre tâche correspond aux transitions entre les formes perpendiculaires. Pour chaque tâche, les participants ont effectué six transitions. La Figure 5-1 présente les différentes transitions pour les formes obliques et pour les formes perpendiculaires.

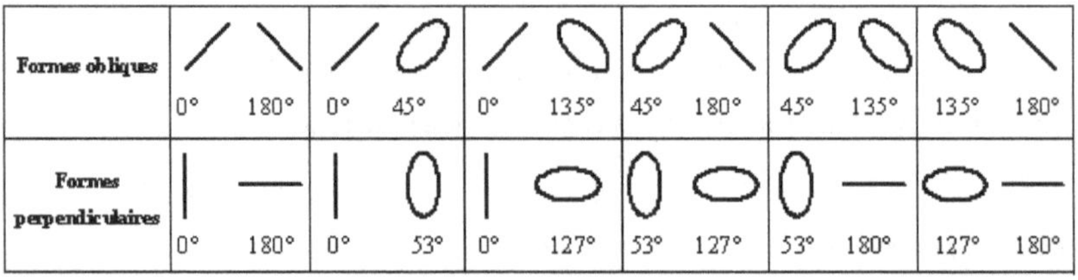

**Figure 5-1 :** Transitions entre les patrons préférentiels orientés dans la direction oblique (1$^{ère}$ ligne) et perpendiculaire (2$^{ème}$ ligne).

Chaque transition a été effectuée dans les deux sens. Le sens 1 correspondra dorénavant à la transition d'un patron plus stable vers un patron moins stable. Le sens 2 correspondra à la transition d'un patron moins stable vers un patron plus stable. Rappelons que quelle que soit l'orientation des patrons, le patron 0° est plus stable que 180°, qui sont plus stables que le patron 45°/53°, qui est lui-même plus stable que le patron 135°/127°. De fait, le sens 1 correspond aux transitions de 0° à 180°, de 0° à 45°/53°, de 0° à 135°/127°, de 45°/53° à

135°/127°, de 180° à 45°/53° et de 180° à 135°/127°. Le sens 2 correspond aux mêmes transitions dans le sens inverse, à savoir les transitions de 180° à 0°, de 45°/53° à 0°, de 135°/127° à 0°, de 135°/127° à 45°/53°, de 45°/53° à 180° et de 135°/127° à 180°. Pour chaque condition, les participants ont effectué 6 essais. Ils ont accompli un total de 6 (Transition) x 2 (Sens) x 6 (Essais) pour chaque tâche, ce qui correspond à 144 transitions avec une apparition aléatoire des transitions et des conditions.

## PROCEDURE

L'expérience se déroulait en deux sessions d'une heure chacune. La première session correspondait à la phase de familiarisation, alors que la deuxième session correspondait à la phase expérimentale. Au cours de la phase de familiarisation, les participants devaient produire avec des mouvements périodiques un cercle pendant 30 secondes. La position du poignet sur la tablette a été notée similairement aux deux premières expériences afin que cette position soit scrupuleusement maintenue par les participants tout au long de l'expérience. Puis, les participants devaient effectuer 3 transitions différentes de chaque tâche en guise de familiarisation avec la tâche. Cette familiarisation était suivie de la phase expérimentale comme décrite dans le paragraphe précédent. Lors de la phase expérimentale, les transitions appartenant aux deux tâches ont été effectuées avec une apparition aléatoire de l'ensemble des transitions et des conditions expérimentales.

### 2.4. Traitement des données

#### Calcul de la phase relative

L'objectif de cette expérience est de calculer les temps de passage d'un patron de coordination à un autre, notés $\tau_{sw}$. Le temps de passage entre deux patrons étant de l'ordre de 400 ms, il était plus pertinent de calculer la phase relative en continu (PRC) afin de trouver exactement le moment où les participants changent de patrons. En effet, la phase relative discrète, utilisée précédemment ne donnant que deux mesures de PR par cycle, le moment où les participants changent de patron peut se trouver entre ces deux mesures. L'avantage du calcul de la phase relative en continu est qu'elle donne une résolution temporelle plus haute que la phase relative discrète car la relation de phase entre deux oscillateurs peut être déterminée à travers un plus grand nombre de points à l'intérieur d'un cycle. La fréquence d'échantillonnage étant de 100Hz, nous avons donc une valeur de PR toutes les 10ms. Le

136

calcul de la PRC a été effectué par l'intermédiaire d'une méthode basée sur la transformée de Hilbert.

Avant d'effectuer la transformée de Hilbert, chaque série temporelle brute x (t) et y (t) (cf. Figure 5-2B) a été centrée à 0. La transformée de Hilbert consiste à mesurer la phase relative de chaque série temporelle, ici x(t) et y(t) (cf. Rosenblum, Pikovsky, & Kurths, 1996 ; Rosenblum *et al.*, 2001, pour plus de détails). Cette méthode de calcul donne l'amplitude (A) et la phase instantanée d'un signal $s_x(t)$ en utilisant la construction d'un signal analytique $\xi(t)$ lequel est une fonction complexe du temps défini par :

$$\xi(t) = x(t) + iH(t) = A(t)e^{i\phi(t)},$$ où H (t) est la transformée de Hilbert de $s_x(t)$.

Ainsi, la phase relative en continue $\phi(t)$ entre deux signaux $s_x(t)$ et $s_y(t)$ peut être obtenue à partir de la transformée de Hilbert tel que :

$$\phi(t) = \varphi x(t) - \varphi y(t) = \arctan \frac{(Hx(t)*sy(t) - sx(t)*Hy(t))}{sx(t)*sy(t) - Hx(t)*Hy(t)}.$$

$\phi(t)$ initialement en radian a été transformé en degré.

La Figure 5-2 illustre les différentes étapes de traitement qui ont été effectuées pour calculer le $\tau_{sw}$ au cours d'un essai. La Figure 5-2A présente les données brutes des trajectoires en 2D produites pour chaque patron, 180° et 0° dans cet essai, la Figure 5-2B correspond aux séries temporelles brutes x(t) et y(t) et la Figure 5-2C présente la PRC entre x(t) et y(t).

**Moyenne et variabilité de la PR pour chaque patron**

A partir de la phase relative en continu, nous avons calculé pour chaque essai, la PR moyenne et la DS de la PR de $P_1$ (des points 100 à 650) et de $P_2$ (des points 850 à 1400). La DS de la PR constitue un indicateur de la stabilité des patrons alors que la PR moyenne nous permet de connaître la précision temporelle pour chaque PR requise.

**Temps de passage ou switching time**

Pour chaque essai, le $\tau_{sw}$ correspond à l'intervalle de temps qui sépare le moment $t_1$ où le patron initial ($P_1$) se déstabilise, après l'instruction de changer de patron, et le moment $t_2$ où le second patron ($P_2$) est dans son état stable : $\tau_{sw} = t_2 - t_1$. Au niveau de la coordination bimanuelle, Scholz et Kelso (1990) considéraient que le patron initial ($P_1$) se déstabilisait lorsque qu'il sortait de son intervalle de stabilité égal à la moyenne de la PR produite + ou − 15° de phase relative.

Une étude pilote nous a permis de constater que nous ne pouvions pas établir des critères de stabilisation et de déstabilisation analogues à ceux de Scholz et Kelso (1990). En effet, dans notre cas, le patron 135° est beaucoup plus variable que le patron 180°. L'utilisation d'un tel critère aboutissait à un chevauchement des intervalles de stabilité des deux patrons. Par exemple, lors du passage de 135° à 180°, les participants n'étaient pas encore sortis de 135°, selon le critère de Scholz et Kelso (1990), qu'ils étaient déjà dans 180°. Une solution a été de calculer la moyenne mobile de la phase relative en continu sur un cycle complet avec un décalage de un point. La moyenne mobile agit en quelque sorte comme un filtre de la phase relative en continu. De cette manière, nous avons pu détecter de façon univoque le moment où les participants changeaient de patron quels que soient les patrons impliqués dans la transition. La Figure 5-2D correspond à la moyenne mobile de la PRC au cours d'un essai de 180° à 0°.

A partir de la moyenne mobile de la PR, nous avons établi les critères de déstabilisation et de stabilisation pour chaque essai et chaque patron de la manière suivante. Tout d'abord, nous avons calculé la moyenne et la DS de la moyenne mobile de la PR du patron $P_1$ (des points 100 à 650) et $P_2$ (des points 850 à 1400). La moyenne et la DS de $P_1$ et $P_2$ ont ensuite servies à établir l'intervalle de stabilité de chaque patron. Nous avons considéré que le patron était stable, si et seulement si la PR était comprise dans son intervalle de stabilité, défini comme la moyenne de la PR plus ou moins 2DS. Les intervalles de stabilité de $P_1$ et de $P_2$ sont notés $I(P_1)$ et $I(P_2)$ respectivement. Enfin, le moment de déstabilisation de $P_1$ a été défini comme le temps $t_1$, après l'instruction de changer de patron, où la PR de $P_1$ sortait de son intervalle de stabilité $I(P_1)$. Le moment de stabilisation de $P_2$ a été défini, comme le temps $t_2$, à partir duquel la PR de $P_2$ rentrait dans son intervalle de stabilité $I(P_2)$ et y restait durant au moins 1.5 cycles consécutifs.

Le temps de passage entre les deux patrons, $\tau_{sw}$ (ms) correspondait à l'intervalle temporel entre $t_2$ et $t_1$ ($\tau_{sw} = t_2 - t_1$). Enfin, si le $\tau_{sw}$ d'un essai était supérieur ou égal à la moyenne des autres essais +/- 3DS, nous avons remplacé cette valeur par la moyenne des 5 essais restants. Ce dernier critère a été appliqué afin d'enlever de gros artefacts imputables à un oubli ou une anticipation de l'instruction de changer de forme. Seulement 7 essais sur les 1008 analysés ont été annulés.

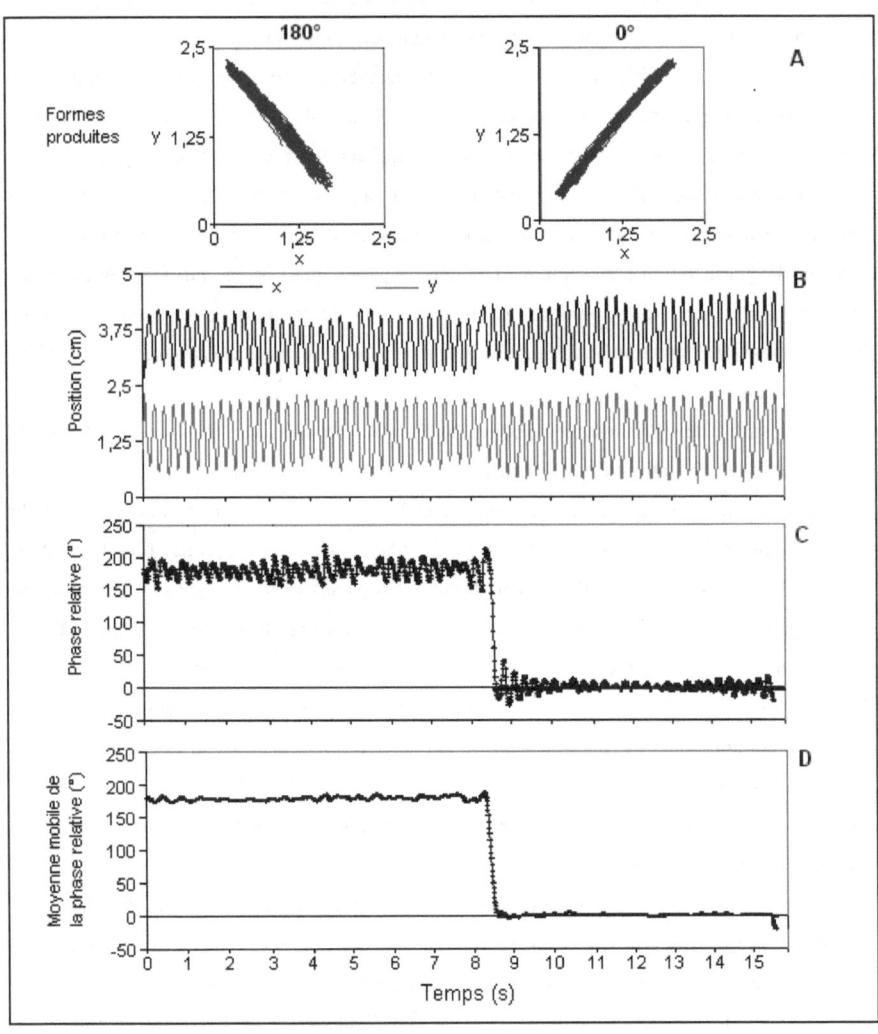

**Figure 5-2 :** Illustration des différentes étapes de traitement lors d'une transition de 180° à 0°. Figure A : Données brutes des trajectoires en 2D produites pour le patron 180° (gauche) et 0° (droite). Figure B : Séries temporelles x (noir) et y (rouge). Figure C : PR en continu entre x(t) et y(t). Figure D : Moyenne mobile de la PR en continu.

La principale variable qui nous intéresse dans cette étude est le temps de passage entre deux patrons ($\tau_{sw}$ en ms). Nous avons en plus voulu connaître la performance globale de la production de chaque patron en terme de précision et de variabilité, indépendamment de la transition effectuée. Cette analyse a été effectuée d'une part, pour tester si les résultats en terme de stabilité relative entre les patrons préférentiels étaient analogues aux expériences précédentes, et, d'autre part, pour savoir si chaque patron requis avait bien été produit. A partir des valeurs moyennes de PR et de DS de la PR de chaque patron, nous avons calculé l'erreur absolue (EA) de la PR pour chaque patron requis, de manière analogue aux expériences précédentes. L'EA nous donne un indice de précision général de la performance. La DS moyenne de la PR de chaque patron constitue une mesure de la stabilité de la performance.

Dans cette expérience, plusieurs variables indépendantes sont étudiées : le Patron (0°, 45°, 135° et 180°), la Transition (0°/45°, 0°/135°, 0°/180°, 45°/135°, 45°/180°, 135°/180°) et le Sens (sens 1 : d'un patron plus stable vers un patron moins stable ; sens 2 : d'un patron moins stable vers patron plus stable). Rappelons que le sens de passage de chaque transition est déterminé par la stabilité relative connue des patrons impliqués dans la transition. Enfin, chaque patron a été produit à deux moments différents, c'est-à-dire avant et après la transition. Cette dernière variable nous permettra de vérifier si la production d'un patron est différente si celui-ci est précédé ou non d'un autre patron.

Une analyse globale Patron (4) x Transition (6) x Sens (2) x Moment (2) n'est pas possible puisqu'un même patron n'est pas produit dans toutes transitions. Nous avons de fait effectué deux analyses séparées. D'une part, l'influence du facteur Patron et du facteur Moment sur l'EA et la DS de la phase relative ont été testées avec des analyses de variance Patron (4) x Moments (2) à mesures répétées sur l'ensemble des facteurs. D'autre part, une analyse de variance Transition (6) x Sens (2) sur le temps de passage à mesures répétées sur l'ensemble des facteurs a été conduite. Le test a posteriori de Newman-Keuls (SNK) a été utilisé afin d'effectuer des analyses plus fines des effets significatifs et des interactions.

## 3. Résultats

Nous présenterons les résultats en deux parties distinctes. La première partie exposera les résultats concernant les formes obliques et la seconde partie ceux concernant les formes verticales et horizontales. Dans chaque partie, nous présenterons tout d'abord les résultats concernant la production des patrons de phase relative requis, en terme de précision et de stabilité puis, les résultats relatifs aux transitions entre ces patrons.

### 3.1. Formes obliques

**Erreur absolue et déviation standard**

L'analyse de variance sur l'EA ne montre aucun effet du facteur Patron, du facteur Moment ni d'interaction. L'EA moyenne est de 3.75° (+/-1.04) et il n'y a pas de différence de précision entre les patrons.

L'analyse de variance sur la DS montre un effet significatif du facteur Patron ($F(3, 18)$ = 48.46, $p < .0001$). L'analyse post-hoc montre que les DS moyennes pour chacun des quatre patrons sont toutes différentes les unes des autres. La Figure 5-3 présente la DS de la PR correspondante à chaque patron. Le patron 0° est plus stable que tous les autres, le patron 180° est plus stable que 45° et 135° et le patron 45° est plus stable que 135°.

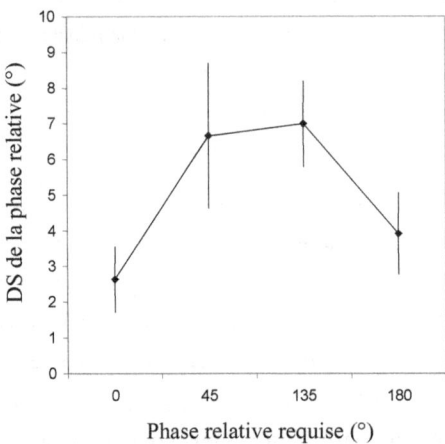

**Figure 5-3 :** DS de la PR produite en fonction de la PR requise. Les barres verticales représentent l'écart-type inter–participants.

Les quatre patrons sont produits avec une différence de stabilité qui est comparable à celle apportée dans l'expérience précédente. De plus, l'absence d'effet du facteur Moment sur l'EA et la DS indique qu'un patron soit produit avant ou après un autre patron de coordination, sa précision et sa stabilité restent comparables.

**Temps de passage**

L'analyse de variance sur le temps de passage montre un effet significatif du facteur Sens ($F(1, 6) = 13.82$, $p < .01$) et du facteur Transition ($F(5, 30) = 10.37$, $p < .0001$).

Quelle que soit la transition considérée, le temps pour passer d'un patron plus stable vers le patron moins stable était significativement plus long (sens1) que de passer d'un patron moins stable vers un patron plus stable (cf. Figure 5-4). La différence de temps de passage entre les deux sens de transition est de 97 ms. Ces résultats indiquent que le temps de passage d'un patron à un autre dépend de la stabilité des patrons impliqués dans la transition ainsi que de leur position relative dans cette transition.

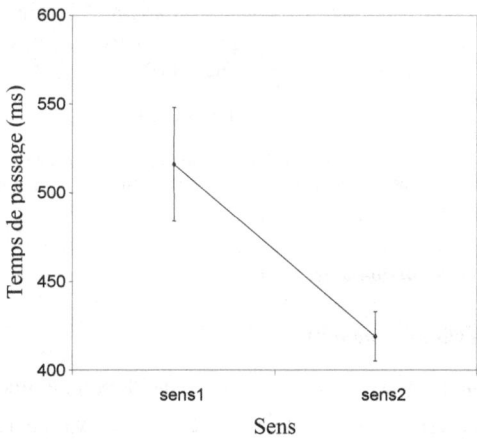

**Figure 5-4 :** Temps de passage en fonction du sens de la transition. Le sens 1 correspond au passage d'un patron plus stable vers un patron moins stable et le sens 2 correspond au passage d'un patron moins stable vers un patron plus stable. Les barres verticales correspondent à l'écart-type inter-participants.

La Figure 5-5 présente les temps de passage moyens pour chaque transition. L'analyse post-hoc sur le facteur Transition montre que les temps de passage moyens des transitions 0°/45° et 135°/180° ne diffèrent pas entre eux et sont significativement plus courts que les temps de passage des transitions 0°/180°; 0°/135 ; 45°/180° et 45°/135°. De plus, les $\tau_{sw}$ moyens des transitions 0°/180°; 0°/135°; 45°/180° et 45°/135° ne sont pas différents les uns des autres, excepté le $\tau_{sw}$ de la transition 45°/135° qui est plus court que la transition 0°/135°.

Ces résultats indiquent globalement que les temps de passage des transitions 0°/45° et 135°/180° sont plus courts (358 ms +/- 46,7) que les autres transitions 0°/180°, 0°/135°, 45°/180° et 45°/135° (522.75 ms +/- 50.3 ms).

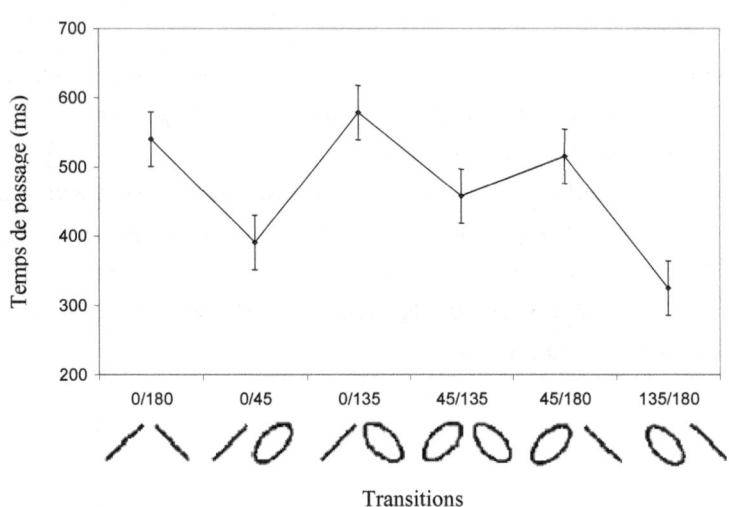

**Figure 5-5 :** Temps de passage en fonction des transitions. Les formes représentées correspondent aux formes impliquées dans chaque transition. Les barres verticales correspondent à l'écart-type inter-participants.

### 3.2. Formes verticales et horizontales

**Erreur absolue et déviation standard**

La Figure 5-6 présente l'EA moyenne en fonction de la PR requise. Elle montre que l'EA est minimale pour 0° et 180° et maximale pour 127°. L'ANOVA de l'EA montre un effet significatif du facteur Patron ($F(3, 18) = 4.15$, $p < .05$). L'analyse post-hoc sur l'effet du facteur Patron montre que seul le patron 127° a une EA moyenne plus élevée que les trois autres patrons.

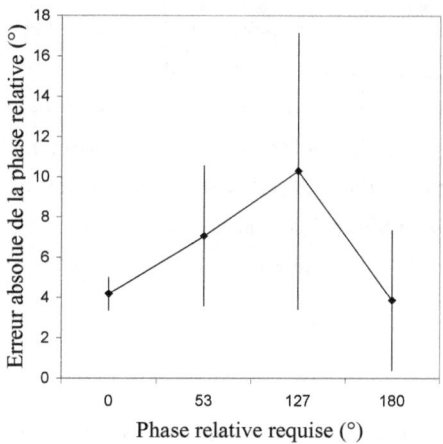

**Figure 5-6 :** EA de la PR produite en fonction de la PR requise. Les barres verticales correspondent à l'écart-type inter-participants.

La Figure 5-7 présente la DS moyenne de la PR produite pour chaque PR requise. La DS est minimale pour le patron 0° et maximale pour le patron 127°.

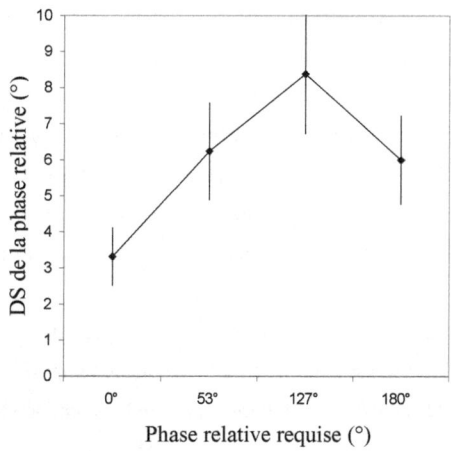

**Figure 5-7 :** DS de la PR produite en fonction de la PR requise. Les barres verticales correspondent à l'écart-type inter-participants.

L'analyse de variance sur la DS confirme la présence d'un effet du facteur Patron ($F(3, 18) =$ 57.61, $p < .0001$). L'analyse post-hoc conduite sur l'effet du facteur Patron montre que les DS moyenne de chacun des 4 patrons sont toutes différentes les unes des autres, sauf celles des patrons 53° et 180°. Le patron 0° est plus stable que tous les autres patrons, les patrons 53° et 180° ont une stabilité égale et sont plus stables que le patron 127°.

Pour résumer, seul le patron 127° est produit avec une précision moins importante que les autres patrons de coordination préférentiels. De plus, les quatre patrons de coordination se distinguent par un degré de stabilité bien défini et ces résultats sont comparables à ceux de l'étude précédente.

**Temps de passage**

L'analyse de variance sur le temps de passage montre un effet significatif du facteur Transition ($F(5, 30)= 5.17$, $p < .001$) et du facteur Sens ($F(1, 6) = 5.03$, $p < .01$). Les participants ont mis significativement plus de temps pour passer d'un patron plus stable vers un patron moins stable (Sens 1 : $\tau_{sw} = 460$ ms, +/- 14.5°; Sens 2 $\tau_{sw} = 415$ ms, +/- 10.7°) quel que soit le type de transition. Comme pour la tâche précédente, le temps de passage d'un patron à un autre dépend de la stabilité relative et de la position relative des patrons de coordination mis en jeu dans la transition.

La Figure 5-8 présente les temps de passage en fonction des transitions. L'analyse post-hoc montre que les $\tau_{sw}$ moyens des transitions 0°/53° et 127°/180° ne diffèrent pas l'un de l'autre et sont significativement plus courts que les temps de passage des transitions 0°/180°, 0°/127°, 53°/180° et 53°/127°. Les temps de passage moyens des transitions 0°/180°, 0°/127°, 53°/180° et 53°/127° ne sont pas différents les autres des autres, sauf le temps de transition de 53°/127° qui est significativement plus court que celui de la transition de 0° à 180°.

Comme pour la tâche précédente, ces résultats indiquent que le temps de passage des transitions 0°/53° et 127°/180° est plus court (327 ms) que le temps de passage des transitions 0°/180°, 0°/127°, 53°/127° et 53°/180° (479 ms), indépendamment du sens de la transition.

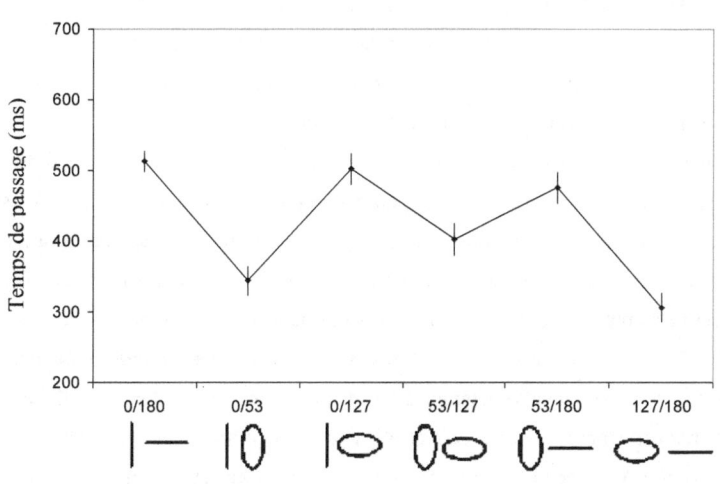

Transitions

**Figure 5-8 :** Temps de passage pour chaque type de transition (ms). Les formes correspondent aux formes impliquées dans chaque type de transition. Les barres verticales correspondent à l'écart-type inter-participants.

## 4. Discussion

Après avoir identifié la dynamique de coordination qui sous-tend la production des formes graphiques plus ou moins stables et précises ainsi que leur dégradation, l'objectif de cette expérience était d'étudier les règles de passage entre les patrons de coordination préférentiels du système graphomoteur. A cette fin, nous avons utilisé le paradigme de "switching intentionnel" (Scholz *et al.*, 1987) pour tester les prédictions théoriques concernant les processus de changement intentionnel de patrons de coordination. Selon les théories des coordinations dynamiques, le temps de passage dépend de la stabilité relative des patrons engagés dans la transition ainsi que de leur position relative dans la transition (Scholz & Kelso, 1990 ; Schöner & Kelso, 1988). Nous avons postulé que pour toutes les transitions, le temps de passage d'un patron moins stable vers un patron plus stable serait plus court que le temps de passage dans le sens inverse.

Deux points majeurs doivent être discutés. Le premier concerne l'effet du sens de la transition sur le temps de passage intentionnel entre deux patrons préférentiels, et le second concerne l'influence du type de transitions sur les temps de passage entre les patrons.

Tout d'abord, en accord avec notre hypothèse principale, la différence de stabilité entre les patrons de coordination préférentiels influence le temps de passage intentionnel entre ceux-ci. Quelle que soit l'orientation des patrons, les participants ont mis plus de temps pour passer d'un patron plus stable vers un patron moins stable que vice-versa (cf. Figure 5-4). Ce phénomène a été retrouvé pour toutes les transitions. Ce dernier point indique que dans un système multistable, quels que soient les patrons impliqués dans la transition, c'est la différence de stabilité entre ces patrons ainsi que leur position relative dans la transition qui règlent le passage d'un patron à un autre. Par exemple, lorsque les participants étaient dans un patron très stable comme 0° et qu'ils devaient en sortir pour produire un patron moins stable, comme 45°, 135° ou encore 180°, ils pouvaient le faire mais avec un coût temporel plus important que dans le sens inverse. Comme au niveau de la coordination bimanuelle ou de la coordination multi-membres (Scholz & Kelso, 1990 ; Carson *et al.*, 1994, 1996 ; Greene, 1994), la capacité à générer un patron particulier ainsi qu'à changer intentionnellement de patron est influencée par la stabilité relative des patrons disponibles. Plus le patron est stable, plus il est long d'en sortir et plus le temps est court pour y venir. Ce temps de transition nous donne donc une mesure de la stabilité du système qui est en complet accord avec les mesures effectuées en terme de variabilité de la phase relative (cf. Figure 5-3 et Figure 5-6). Cette cohérence théorique indique que comme pour la coordination bimanuelle (Kelso & Schöner, 1988 ; Scholz & Kelso, 1990) ou pour la formation de trajectoire en 2D (de Guzman *et al.*, 1997), la formation de patrons graphiques stables ainsi que le passage intentionnel d'un patron graphique à un autre pourraient être modélisés et prédits. La dynamique de la phase relative entre les composantes du système graphomoteur pourrait ainsi être modélisée en terme d'oscillateurs couplés nonlinéaires.

L'apport de ces résultats est qu'ils montrent une généralisation des prédictions théoriques des coordinations dynamiques à un système biologique plus riche, c'est-à-dire exhibant plus deux patrons de coordination préférentiels. Dans un système où les individus ont la possibilité d'enchaîner une séquence de patrons de coordination différents, les mêmes règles comportementales régissent les processus de changement intentionnel de patrons. Cette spécificité de quadristabilité pourrait alors nous permettre de montrer une généralisation des règles de transition à l'enchaînement de plusieurs patrons de coordination, ce qui n'a jamais été abordé à notre connaissance. En effet, si les règles de passage entre deux patrons ont été confirmées par différents travaux au niveau de la coordination bimanuelle (Scholz & Kelso, 1990) ou bien dans cette tâche, on peut se demander si l'enchaînement de plusieurs patrons de coordination et donc de plusieurs transitions obéissent aux mêmes règles de transition. Nous pouvons nous interroger notamment si la position relative d'un patron dans l'enchaînement de plusieurs patrons influence la production du patron précédent et du patron suivant ainsi que les processus de transitions intentionnels entre tous ces patrons. Par exemple, comment les règles de transition s'appliquent à l'enchaînement de trois patrons allant crescendo d'un patron moins stable vers un patron plus stable, de 135° à 45° à 0° par exemple, ou dans le sens inverse de 0° à 45° à 135°. Cette dernière question est cruciale car, l'écriture correspond non pas à l'enchaînement de deux patrons de coordination mais à plusieurs patrons afin de former un mot. Afin d'avoir une réponse à ces interrogations, une extension à cette étude s'attachera à étudier les passages successifs entre plusieurs patrons plus ou moins stables. Cette étude permettrait, d'une part, de montrer une généralisation des prédictions théoriques à l'enchaînement de plusieurs patrons de coordination préférentiels et, d'autre part, d'avoir une connaissance précise de l'ensemble des processus mis en jeu dans l'enchaînement de plusieurs patrons graphiques impliqués dans la production d'un mot ou une phrase plus ou moins longue.

Un autre point majeur concerne une différence dans les temps de passage en fonction du type de transition, indépendamment du sens de la transition. En effet, nos résultats ont révélé que les temps de passage intentionnels ne semblaient pas uniquement dépendre de la différence de stabilité entre les patrons mis en jeu dans la transition. Pour chaque tâche, les résultats ont montré que les temps de passage des transitions 0°/45° et 135°/180° étaient significativement plus courts que les temps de passage des transitions 0°/180°, 0°/135°, 45°/135° et 45°/180° (cf. Figure 5-5 et Figure 5-7). Il est important de noter que pour les deux tâches, les transitions les plus courtes, à savoir de 0° à 45° et de 135° à 180°, correspondent à des transitions qui n'impliquent pas de changement d'orientation entre les deux patrons impliqués dans la transition alors que les transitions ayant des temps de passage plus élevés impliquent un changement d'orientation entre les patrons (cf. Figure 5-5 et Figure 5-8). Ces résultats indiqueraient que la présence ou non d'un changement d'orientation associée à une transition de patron influencerait la durée des transitions.

Afin de comprendre ces résultats, il faut faire un parallèle entre la direction spatiale du mouvement et les différentes articulations impliquées dans la production des différentes formes. La production d'un trait oblique vers la droite (0°) implique uniquement les mouvements du poignet (1ddl). La production d'un trait oblique vers la gauche (180°) implique les mouvements de flexion-extension des doigts (1ddl). La transition du patron 0° au patron 180° entraînerait une réorganisation totale des ddl activés et passifs. Par contre, lorsque le changement de patron se fait dans la même orientation spatiale, comme dans les transitions 0°/45° et 135°/180°, ces transitions ne nécessiteraient tout au plus que le recrutement ou la suppression d'un ddl supplémentaire (Teulings, 1996). Le processus de recrutement et /ou suppression des ddl pourrait alors influencer les processus de changement de patrons graphiques.

L'influence du processus de recrutement et suppression des ddl au niveau des transitions de phase spontanées (Buchanan et al., 1997 ; Fink, Kelso, Jirsa, & de Guzman, 2000) et des transitions intentionnelles a déjà été étudiée (Serrien & Swinnen, 1997, 1999). Dans l'étude de Buchanan et al. (1997), les participants devaient effectuer les modes de coordination en antiphase et en phase avec leurs deux doigts orientés soit dans le plan horizontal et soit dans le plan vertical. Premièrement, Buchanan et al. (1997) ont montré que la variabilité des modes en phase et anti-phase était plus importante dans le plan horizontal que vertical. Deuxièmement, les transitions de phase du patron en anti phase vers le patron en phase arrivaient à des niveaux de fréquence plus faibles dans le plan horizontal. Enfin, ils ont montré que non seulement les individus pouvaient changer de modes de coordination à l'intérieur d'un même plan de l'espace mais ils ont également montré la présence de transition spatiale du plan horizontal au plan vertical, impliquant le recrutement et/ou la suppression d'un ddl. Lorsque les individus effectuaient le mode en anti-phase avec leurs doigts orientés dans le plan horizontal et que la fréquence de mouvement était augmentée, les individus maintenaient le mode de coordination en anti-phase mais changeaient l'orientation de leurs doigts vers le plan vertical, on parle de transition spatiale. Lorsque la fréquence de mouvement était trop élevée pour maintenir le patron en anti-phase, les participants recrutaient un ddl supplémentaire afin de stabiliser celui-ci, de retarder voire d'empêcher une transition vers un autre patron de coordination. Pour ces auteurs, il y a une coexistence des contraintes spatiales et temporelles sur la coordination et l'analyse de la stabilité permettrait de fournir des prédictions concernant l'échelle temporelle impliquée dans le recrutement-suppression des ddl (Buchanan et al., 1997 ; Buchanan & Kelso, 1999). Notamment, le temps de passage du plan horizontal au plan vertical devrait être moins long que dans le sens inverse. Cette prédiction théorique, formulée au niveau de la coordination bimanuelle, est confirmée dans notre étude.

De plus, nos résultats semblent fournir des indications supplémentaires concernant la relation d'échelle temporelle entre les processus de transition et les processus de recrutement de ddl. En effet, lorsque les individus devaient effectuer un changement d'orientation, le temps de transition était en moyenne de 150 ms plus long qu'une transition de patrons dans la même orientation. Indépendamment de la présence ou non de changement d'orientation, les temps de passage d'un patron plus stable vers un patron moins stable étaient en moyenne plus long de 100ms. Ces résultats rejoignent ceux de Serrien et Swinnen (1997, 1999) montrant que les temps de passage dépendent à la fois de la stabilité relative des modes de coordination en jeu associés à la combinaison des segments impliqués dans la transition, à savoir la présence ou non de recrutement/suppression de ddl.

Il semblerait que dans une tâche où les contraintes spatiales et temporelles sont présentes, les règles de passage entre les patrons de coordination pourraient être prédites à la fois par leur stabilité relative et par la présence ou l'absence de recrutement/suppression de ddl au cours de la transition. A partir de la connaissance de ces deux éléments, on pourrait établir des règles comportementales permettant de rendre compte de l'intégralité des mécanismes mis en jeu dans les transitions entre les différents patrons de coordination graphiques. Dans cette perspective, l'écriture s'avère donc être une bonne fenêtre expérimentale pour étudier les liens qui existent entre ces deux phénomènes lors des processus de changement de patrons comportementaux.

Si cette étude a soulevé certaines questions, notamment sur les règles qui sous-tendent l'enchaînement de plusieurs patrons ou encore sur le rôle du processus de recrutement/suppression de ddl dans le passage d'un patron graphique à un autre, cette dernière étude a montré que chaque patron graphique est identifié de façon univoque en terme de phase relative entre les composantes x et y. Chaque patron correspond à une valeur de phase relative bien définie et le passage d'un patron à un autre patron est accompagné par un changement de la valeur de la phase relative. De plus, cette étude a montré que les phénomènes de transition entre les patrons reposent sur les propriétés de stabilité et de perte de stabilité de chacune d'entre elles et peuvent donc être prédits. Ces résultats indiquent que dans une approche dynamique de l'écriture, la formation de formes graphiques plus ou moins stables, le changement de patrons ainsi que leur dégradation dans des contextes variés pourraient être décrits et prédits par l'évolution d'une variable collective, la phase relative, ce qui est un bon pré-requis en vue d'une modélisation de l'écriture.

CHAPITRE VI : DISCUSSION GENERALE ET CONCLUSION

L'écriture est un acte de coordination motrice entre les mouvements rythmiques des doigts (flexion-extension) et du poignet (abduction-adduction) qui sont assimilables à des oscillateurs approximativement orthogonaux. L'hypothèse défendue dans cette thèse est que la graphomotricité peut être étudiée comme un processus auto-organisé et qu'elle répond aux modèles d'oscillateurs couplés non-linéaires. Trois expériences ont été conduites dans ce cadre. Le premier objectif était d'identifier les patrons de coordination préférentiels de la graphomotricité correspondant à des combinaisons de phase relative spontanément stables entre les deux composantes oscillatoires de la trajectoire. Nous avons postulé que la dynamique de coordination spontanée, plus précisément la distribution et la stabilité des patrons préférentiels, déterminerait les changements de patrons et leur dégradation sous des contraintes adverses. Les changements de patrons ainsi que la déstabilisation des patrons préférentiels devraient être exprimés par une modification de la phase relative entre les composantes oscillatoires (x et y) de la trajectoire en 2D. Nous discuterons l'ensemble des résultats en trois parties distinctes. La première partie s'attachera à discuter l'ensemble des résultats d'un point de vue dynamique alors que la deuxième partie tendra à montrer les apports qu'une telle approche de la graphomotricité peut fournir sur la connaissance des processus mis en jeu dans la production d'écriture. La dernière partie nous permettra de conclure cette thèse et de proposer des perspectives de recherche ultérieures.

## 1. Dynamique de coordination spontanée de la graphomotricité

### *1.1. Dynamique de coordination spontanée*

En accord avec nos attentes, les résultats ont identifié la présence de patrons de coordination préférentiels dans la graphomotricité (Athènes *et al.*, 2004). Pour les expériences 1 et 2, avec la main droite à vitesse spontanée, le scanning de la phase relative et de l'amplitude relative ont montré que seuls quatre patrons de coordination étaient spontanément préférés (i.e., approximativement à 0°, 45°, 135° et 180°). Ces patrons étaient caractérisés par une erreur et une variabilité de la phase relative plus faible que les autres patrons, par une pente négative de la courbe d'erreur et/ou présentaient un phénomène de contraste renforcé. Ces éléments caractérisent de façon univoque la présence de patrons de coordination préférentiels, ou attracteurs. L'identification de patrons de coordination préférentiels d'un système est cruciale car elle démontre que parmi toutes les configurations spatio-temporelles possibles que les éléments du système graphomoteur sont susceptibles d'adopter, ceux-ci exhiberont principalement celle des patrons préférentiels, témoin d'un processus d'auto-organisation. La formation de patrons graphiques stables ne serait pas prescrite par un modèle interne ou un programme moteur, mais serait le fruit de l'auto-organisation cohérente et spontanée de l'ensemble des éléments composants le système graphomoteur en réponse aux exigences de la tâche.

De plus, les trois expériences ont montré que ces patrons préférentiels étaient définis par des différences de précision, de vitesse, et de stabilité. Toutes les mesures de stabilité ont montré que les patrons de coordination 0° et 180° étaient toujours les plus stables, suivi du patron 45° qui était plus stable que le patron 135°.

D'un point de vue comportemental, ces résultats ont révélé que, d'une part la production de traits était plus stable que la production d'ellipses et, d'autre part, que quelle que soit la forme produite, les traits et ellipses dans l'orientation oblique vers la droite étaient plus précis et plus stables que leurs homologues dans l'orientation oblique vers la gauche, chez les droitiers. De même, les traits et ellipses verticaux étaient plus précis et stables que leurs homologues dans l'orientation horizontale. Ces résultats corroborent les données des études précédentes (van Sommers, 1984 ; Meulenbroek & Thomassen, 1991 ; Dounskaïa *et al.*, 2000) selon lesquelles l'écriture s'exprimerait par un nombre réduit d'orientations qui correspondraient aux oscillations naturelles des articulations impliquées dans la production (traits obliques), ainsi qu'à leur coordination dans le cas de toutes les autres formes et orientations (verticale et horizontale).

D'un point de vue théorique, cette différence de stabilité entre les patrons stables permet de faire des prédictions robustes et testables concernant leur production, leur dégradation et les changements de patrons de coordination. Les résultats de nos trois études ont confirmé ces prédictions. Tout d'abord, la production de patrons graphiques stables et précis (cf. 1$^{ère}$ et 2$^{ème}$ expérience) est dépendante du degré de compétition et de coopération entre les patrons requis et les patrons stables : les patrons requis ne correspondant pas aux patrons préférentiels étaient produits avec une grande variabilité, imprécision et une plus faible fréquence de mouvement. Ensuite, la dégradation progressive des patrons les moins stables lors d'une augmentation de la vitesse de mouvement ou lors de la production avec la main non dominante suivait l'ordre de stabilité des patrons stables. Sous ces conditions adverses, le patron préféré le moins stable (i.e., 135°) disparaissait et la production se réduisait aux patrons préférés initialement les plus stables (i.e., 0°, 45° & 180°). Enfin, les règles de passage entre les formes graphiques étaient consistantes avec la prédiction selon laquelle la stabilité différentielle des patrons préférés détermine leur temps de transition (Scholz & Kelso, 1990 ; Carson *et al.*, 1994). Dans ce système basiquement quadristable, le temps pour passer d'un patron plus stable vers un patron moins stable était plus long que dans le sens inverse pour toutes les transitions considérées.

L'ensemble de ces résultats confirme que toute la graphomotricité est sous la dépendance d'une dynamique de coordination spontanée sous jacente. Plus les patrons sont stables, plus ils sont faciles à produire et plus ils résistent aux perturbations et contraintes extérieures en maintenant une haute précision et stabilité (i.e., 0°, 45° & 180°). Cependant, plus ces patrons sont stables et plus ils contraignent en retour la performance, en rendant difficile, voire impossible la production d'autres patrons requis par la tâche comme 15°, 90°….etc. Ces résultats valident le concept théorique, appliqué majoritairement au niveau de la coordination bimanuelle, selon lequel le degré de compétition et de coopération entre le patron requis et les patrons de coordination préférentiels détermine quels sont les patrons de coordination produits, ainsi que leur stabilité (Schöner & Kelso, 1988 ; Kelso, 1995 pour une revue). En rupture avec l'approche traditionnelle de la graphomotricité, où la propriété fondamentale du comportement était l'invariance, nos résultats ont montré que la stabilité des patrons de coordination constitue la clé de voûte de toute la performance graphique. Comme l'ensemble des mouvements rythmiques, les principes dynamiques basés sur la stabilité et la perte de stabilité gouverne la formation, la dégradation et les changements de patrons graphiques en fonction des exigences de la tâche. Un apport de ce travail est qu'il permet une généralisation des théories des systèmes dynamiques, classiquement appliquées à un système bistable, à un système plus riche, c'est-à-dire exhibant spontanément plus de deux patrons de coordination préférentiels. Dans notre système, exhibant quatre patrons de coordination préférentiels, ce sont les mêmes règles qui sous-tendent la formation et le changement de coordination motrice. L'écriture pourrait ainsi constituer une bonne fenêtre expérimentale pour montrer empiriquement une généralisation des prédictions théoriques des systèmes dynamiques à la production de séquences d'actions motrices ou d'enchaînement successifs de plusieurs patrons de coordination, ce qui est l'apanage de la motricité humaine.

## 1.2. Dynamique d'oscillateurs couplés non-linéaires

Selon l'approche classique, les formes graphiques exécutées par les participants ressortissaient de la simple combinaison de deux oscillateurs orthogonaux (Hollerbach, 1981 ; Singer & Tishby, 1994 ; Thomassen & Meulenbroek, 1998). Hollerbach (1981) avait montré que la modulation de la phase relative entre les oscillateurs générait les différentes formes présentes dans l'écriture, alors que l'amplitude relative des oscillateurs ne modulait que la taille des lettres. Nous avons alors postulé que la phase relative entre les composantes permettrait de décrire les différents états stables du système, ainsi que leur changement. Dans cette perspective, après une rotation d'axes appropriée, l'ensemble des formes graphiques était exprimé en terme de phase relative entre les composantes de la trajectoire en 2D.

Nos résultats ont confirmé que les patrons de coordination préférentiels étaient uniquement caractérisés par des valeurs spécifiques de phase relative stables entre les deux oscillateurs orthogonaux (i.e., 0°, 45°, 135° et 180°). En effet, des analyses conduites en terme de précision et de variabilité spatiale ont permis de confirmer d'une part, que l'amplitude relative des oscillateurs restait la même pour tous les patrons de coordination produits et d'autre part, que la précision et la variabilité spatiale de la production, mesurées à travers l'amplitude relative, n'étaient pas de bons indicateurs de la performance. Par conséquent, la phase relative moyenne et la variabilité de la phase relative permettaient à elle seule de caractériser la présence de patrons de coordination préférentiels dans le système graphomoteur. De plus, la troisième expérience a précisé que non seulement la phase relative spécifiait la présence de patrons stables, mais qu'elle permettait également de décrire les transitions intentionnelles entre les différents patrons de coordinations préférentiels. Cette dernière propriété est fondamentale car elle permet de vérifier que la variable collective choisie initialement représente bien l'évolution du système à travers ses différents états. En accord avec nos attentes, ces travaux confirment que la phase relative constitue une variable « pertinente, essentielle » (Greene, 1972), à savoir une variable collective, qui permet de caractériser à elle seule la formation de patrons stables, ainsi que leur changement. On peut voir ici un avantage considérable par rapport au modèle de l'écriture de Hollerbach, puisqu'une seule variable, la phase relative, serait suffisante pour décrire toute la richesse des formes graphiques produites dans le cadre d'un régime isofréquentiel.

Si nos travaux se sont limités à l'étude des formes produites dans le cadre de régime isofréquentiel, c'est-à-dire lorsque les deux oscillateurs ont la même fréquence, certaines formes graphiques requièrent des régimes multifréquentiels. Par exemple, pour produire la lettre cursive 'f' ou pour former le chiffre '8', l'oscillateur x effectue deux cycles alors que l'oscillateur y en effectue un seul, le rapport de fréquence entre x et y est de 2:1. Au niveau de la coordination bimanuelle (Peper *et al.,* 1995 ; Beek, Peper, & Stegeman, 1995) ainsi qu'au niveau de la formation de trajectoire (Buchanan *et al.,* 1997), les études ont montré la présence des mêmes caractéristiques d'attraction et de transition entre les patrons de coordination 2:1 et 1:1 que celles entre les patrons de phase relative 0° et 180° et que toutes relèvent du couplage non-linéaire entre les composantes (Fuchs *et al.,* 1996). Buchanan *et al.* (1996) ont notamment montré que les règles de passage entre des trajectoires du membre supérieur produisant les formes 8-0-C sont simplement produites par la combinaison de deux oscillateurs orthogonaux, en variant exclusivement leur rapport de fréquence et leur phase relative, et qu'elles répondent aux prédictions théoriques des modèles d'oscillateurs couplés non-linéaires. Les régimes multifréquentiels (2:1) sont moins stables que les régimes isofréquentiels (1:1) et le temps de passage intentionnel d'un régime multifréquentiel vers un régime isofréquentiel est plus court que dans le sens inverse (Serrien & Swinnen, 1997). Par conséquent, les règles de passage entre des formes graphiques impliquant des régimes de fréquence différents pourraient également être prédites au niveau de la graphomotricité.

Comme pour la formation de trajectoire, le problème de la production des formes graphiques présentes dans l'écriture pourrait être réduit à l'évolution de peu de variables collectives, la phase relative et/ou le rapport de fréquence entre les composantes de la trajectoire en 2D. Même si des études plus poussées doivent être entreprises afin de dégager notamment les interactions entre la phase relative et le rapport de fréquence, ainsi que d'identifier le rôle de l'amplitude relative dans la production de formes de différentes tailles, ces travaux confirment que la graphomotricité répond aux même principes d'auto-organisation (multistabilité, perte de stabilité et transition) et aux modèles d'oscillateurs couplés non-linéaires.

Cette conception remet en question une modélisation de l'écriture selon un modèle de couplage linéaire entre les deux oscillateurs orthogonaux (Hollerbach, 1981 ; Singer & Tishby, 1994) dont le but n'était pas de prédire les déformations de l'écriture induites par une modification de l'environnement. Même si un modèle de couplage linéaire, tel que celui esquissé il y a 20 ans est relativement précis, il ne peut rendre compte de la présence d'états stables de couplage entre les deux oscillateurs ainsi que de la présence de transitions non-linéaires entre les patrons (Kugler *et al.,* 1980, pour une revue sur le couplage linéaire et non-linéaire). De plus, cette modélisation ne permet pas non plus d'avoir des prédictions testables concernant la dégradation des patrons sous l'effet de contraintes, comme une vitesse de mouvement élevée, puisque ces prédictions reposent exclusivement sur les propriétés de stabilité et de perte de stabilité des patrons préférentiels initiaux. Dès lors, si l'on veut construire un modèle qui puisse décrire et prédire l'ensemble des phénomènes présents dans la graphomotricité, une vision non-linéaire du couplage entre les deux composantes de la trajectoire en 2D s'avère plus appropriée.

A ce niveau, on peut cependant se demander comment ces résultats trouvent leur écho dans l'écriture cursive à proprement dite et quels sont les apports de cette approche de la graphomotricité dans le champ du contrôle moteur de l'écriture.

## 2. Apports d'une approche dynamique de la graphomotricité

Tant les approches 'bottom-up' de l'écriture, fournissant une bonne connaissance des caractéristiques cinématiques et dynamiques des mouvements d'écriture (Wada & Kawato, 1995 ; Plamondon & Guerfali, 1998) que 'top-down' décrivant l'ensemble des processus cognitifs impliqués dans l'écriture (van Galen, 1991), ces deux approches de l'écriture ont des difficultés à prédire les déformations systématiques de la trace imputables à une augmentation de contraintes comme la vitesse ou la pathologie (e.g., crampe de l'écrivain) et à comprendre les processus aboutissant à la coarticulation de traits ou d'unités de base dont les caractéristiques spatio-temporelles sont influencées par l'unité qui suit et qui précède. Une grande partie de leurs difficultés provient, de notre point de vue, d'une absence de segmentation simple et claire de la trace en terme d'unité de base appropriée et pertinente de la trace. Par exemple, il a été proposé que l'unité de base correspond à des segments de mouvements compris entre des paires de points de trajectoire où la vitesse verticale s'annule (Hollerbach, 1981) ou à des traits balistiques (Maarse & Thomassen, 1983) ou des allographes complets (Teulings et al., 1983). Cependant, les critères d'identification des unités d'action ne sont pas homogènes et il n'y a pas de consensus. Si l'unité de segmentation de la trace n'est pas clairement établie, il est logique d'avoir des difficultés pour rendre compte de la coarticulation de ces unités afin de produire une succession de lettres, ce qui est l'apanage de l'écriture cursive.

Ces premiers arguments en faveur d'une approche dynamique de l'écriture que nous présentons offrent de nouvelles perspectives pour comprendre les phénomènes de coarticulation et de déformations des formes graphiques en adoptant justement une définition claire et simple de l'unité de segmentation de l'écriture et en se basant sur leur propriété de stabilité.

Tout d'abord, nos travaux ont montré que la production graphique reposait sur des formes préférentielles et stables correspondant à des traits perpendiculaires et obliques et à des ellipses d'excentricité intermédiaire. De plus, nos résultats ont confirmé que (1) l'on peut identifier chaque forme préférentielle de façon univoque en terme de phase relative et que (2) les déformations et les phénomènes de transitions entre chaque forme reposent exclusivement sur les propriétés de stabilité et de perte de stabilité de chacune d'entre elle ainsi que sur la présence ou non de changement d'orientation lors de la transition. Par conséquent, l'unité de segmentation de la trace pourrait correspondre à quelques valeurs fixées de phase relative entre les deux oscillateurs orthogonaux correspondant à 0°, 45°, 120°, et 180°. Une unité de base se distinguerait par la présence d'une frontière, c'est-à-dire d'une transition entre des valeurs de phase relative distinctes. Cette transition de phase est essentielle, car elle permettrait de distinguer de façon univoque chaque unité (ou patron de phase relative) qui forme une lettre ou un mot. Dans cette perspective, certaines lettres pourraient impliquer une seule unité (i.e., « u ») correspondant à une valeur spécifique de phase relative plus ou moins stable. D'autres lettres, composées de traits dans différentes orientations, pourraient être composées de plusieurs relations de phase, comme le «k», et alors engendrer la coarticulation de plusieurs unités correspondant à l'ajustement de plusieurs valeurs de phase relative. En fonction des patrons composants une lettre, celle-ci sera produite de façon plus ou moins précise, rapide et stable. Certaines formes, comme par exemple le "z" ou le "r", classées jusqu'à présent comme les lettres les plus difficiles de l'alphabet (Lochy, Zesiger & Serron, 2001) pourraient tout simplement impliquer des patrons de coordination instables. Ainsi, une décomposition systématique de toutes les lettres de l'alphabet en terme de phase relative et de rapport de fréquence permettrait de montrer que les lettres considérées jusqu'à présent comme les plus difficiles impliqueraient des patrons plus instables.

Concernant maintenant la déformation, seules les formes ou les lettres de l'alphabet composés des patrons de phase relative les plus stables devraient maintenir un haut niveau de précision et de stabilité (i.e., 0°, 45°, 180°) lors d'une augmentation de contraintes. Il est par exemple vraisemblable que les changements souvent observés dans quelques lettres avec une vitesse d'écriture élevée (e.g., « n » devient « u ») sont les résultats d'un passage vers des patrons plus stables en réponse à une vitesse d'écriture trop élevée. Ces patrons stables pourraient correspondre aux formes basiques correspondantes aux modes de coordination privilégiés du système effecteur qui pourraient être maintenues lors de la simplification de l'écriture. Par contre, les lettres composées de patrons instables, se déstabiliseront plus vite que les autres, lors d'une augmentation de la vitesse, et se transformeront dans une lettre correspondant à un patron plus stable. La dégradation des lettres et des formes serait donc prédite par la stabilité des patrons de coordination qu'elles impliquent puisque leur dégradation doit se faire exclusivement en direction d'une forme plus stable.

Enfin, nous avons vu que les transitions entre deux patrons de coordination étaient différentes en fonction de leur stabilité respective et de leur position relative. On peut facilement étendre ce principe à l'enchaînement de plusieurs lettres ou patrons de coordination afin d'écrire des mots plus ou moins longs. La production d'une séquence de patrons de coordination serait sous la dépendance de la stabilité respective des patrons impliqués dans la séquence motrice, ainsi que de l'ordre dans lequel ils doivent être produits. Prenons l'exemple tout simple de l'écriture des lettres «na» ou «an» qui correspond à la production des mêmes lettres inversées. De plus, supposons que le « n » correspond à un patron de phase relative plus stable et précis que le patron « a ». La coarticulation entre ces deux patrons de phase relative prendra plus de temps lors de la production de « na » (i.e., passage d'un patron plus stable vers un patron moins stable) que la liaison des mêmes lettres dans le sens inverse « an ». Dans cette perspective, il est donc normal qu'en fonction de la position relative des patrons de coordination et de la stabilité des patrons en jeu dans la production de plusieurs lettres, les processus de coarticulation soient différents en fonction des propriétés de stabilité/instabilité entre les patrons en jeu.

Cette segmentation simple de la trace en terme de patrons de phase relative plus ou moins stables entre les composantes de la trajectoire peut nous permettre de comprendre de certaines caractéristiques cinématiques et dynamiques des mouvements d'écriture maintes fois reportées dans la littérature.

Premièrement, une telle segmentation de l'écriture pourrait permettre de comprendre les effets de contexte (Wing *et al.,* 1983 ; Greer & Green, 1983 ; Orliaquet & Boe, 1990 ; Thomassen & Schomaker, 1986 ; Thomassen, Tibosh, & Maarse, 1989). Par exemple, Greer et Green (1983) trouvaient que la durée de production d'une même lettre dépendait de sa position dans le mot. Dans une perspective de programmation motrice où la lettre constitue l'unité de programmation, les caractéristiques spatio-temporelles de cette unité doivent rester fixes quel que soit le contexte dans lequel elle est produite. Ainsi, la présence de modifications temporelles, spatiales et cinématiques de l'unité d'action en fonction du contexte (position dans le mot, lettres avant et après) sont difficilement explicables. Par contre, dans une perspective dynamique, ces différences découleraient tout simplement de la stabilité du patron considéré ainsi que de la stabilité des patrons qui l'entourent.

Deuxièmement, une extension plus audacieuse concerne un parallèle entre le timing relatif[16] retrouvé dans l'écriture (Viviani & Terzuolo, 1980), dont la présence est par ailleurs sujette à quelque controverse (Wing, 1978), et les propriétés de stabilité des patrons de phase relative mis en jeu lors de la production d'une séquence motrice. Dans une approche traditionnelle, le système moteur traite les lettres qui composent un mot comme une unité de programmation et chaque mot est défini par un ensemble caractéristique d'intervalles temporels entre les lettres composant ce mot. La durée relative des intervalles temporels entre les lettres constituerait l'empreinte de ce mot. Si l'on augmente la vitesse de production de ce même mot, les rapports temporels dans l'écriture de ce mot vont être préservés : c'est le phénomène appelé timing relatif (Viviani & Terzuolo, 1980). Selon une approche dynamique de l'écriture, la segmentation d'un mot se fait en terme de patrons de phase relative et donc l'intervalle entre chaque patron correspond au temps de transition de phase intentionnel. Théoriquement, la stabilité relative des patrons de coordination et l'ordre dans lequel ils sont produits déterminent le temps de transition relatif entre chaque patron (Schöner & Kelso, 1988). Nous avons montré que le temps de passage d'un patron graphique plus stable vers un patron graphique moins stable était plus long que dans le sens inverse. Etendons ce résultat à la production d'une succession de trois patrons graphiques. Par exemple, l'enchaînement de trois patrons fictifs a-b-c possède deux temps de passage $t_1$ (passage de a-b) et $t_2$ (passage b-c) dont les caractéristiques temporelles dépendent de la stabilité de chaque patron et du sens de la transition. Le temps $t_1$ pourrait, par exemple, être 1,5 fois plus long que $t_2$. Une augmentation de la vitesse de mouvement diminue la durée totale de production de la séquence a-b-c et amenuise le temps de passage intentionnel entre les patrons. Cependant, si l'ordre de stabilité entre les patrons a-b-c est préservé, les temps de transition relatifs $t_1$ et $t_2$ doit être également préservé (Scholz & Kelso, 1990). On dit communément que le timing relatif de la séquence est maintenu constant indépendamment d'une augmentation de la vitesse de mouvement. Par contre, au regard de nos résultats, une augmentation trop importante de la vitesse de mouvement pourrait déstabiliser de façon plus importante un des patrons, spécialement le moins stable, et donc modifier l'ordre de stabilité relative entre a-b-c. La modification de la stabilité relative des patrons modifiera la durée relative des transitions $t_1$ et $t_2$, et donc le timing relatif de cette séquence motrice ne serait plus retrouvé.

Si l'on fait un parallèle entre les temps de transition relatif et le timing relatif d'une séquence motrice, on peut comprendre comment d'une part, le 'timing relatif' d'une séquence

---

[16] Le temps entre des évènements comparables d'un mouvement exécuté à travers une large variation de paramètres spatio-temporels (e.g. vitesse, amplitude mouvement, taille lettres) reste relativement constant par rapport à la durée totale du mouvement.

motrice peut être préservé sous certaines variations de vitesse de mouvement et plus souvent chez des sujets très entraînés[17], et d'autre part, comment, sous certaines conditions, comme une vitesse de mouvement trop importante, cette régularité comportementale n'est soit plus retrouvée. La présence d'un timing relatif et sa disparition dans la production d'action motrice ne serait pas le fruit d'un modèle interne mais résulterait tout simplement des principes dynamiques de stabilité et de perte de stabilité dans les processus auto-organisés. Cette segmentation de l'unité d'action entre terme de patrons de phase relative associée à l'analyse des temps de transitions intentionnels pourrait donc ouvrir une nouvelle voie pour revisiter et comprendre la présence et/ou l'absence d'homothétie temporelle dans la production d'une séquence motrice et enfin mettre fin à cette controverse.

Pour résumer, même si des études ultérieures sont nécessaires, on peut attribuer de nombreux avantages à une approche dynamique de l'écriture à plusieurs niveaux. D'une part, la définition de l'unité de segmentation de l'écriture, en terme de patrons de phase relative et de rapport de fréquence entre les composantes oscillatoires, permettrait de décrire simplement, c'est-à-dire avec peu de variables, la formation de lettres plus ou moins stables et précises, leur coarticulation et leur déformation en fonction des exigences de la tâche. D'autre part, il semble également que les propriétés de stabilité/instabilité des patrons de coordination impliqués dans l'écriture manuscrite puissent rendre compte d'un certain nombre de spécificités des mouvements d'écriture reportés au niveau de la littérature et qui sont soumises encore actuellement à un débat.

# 3. Conclusion

L'écriture est une habileté motrice qui exige une très bonne coordination du système effecteur afin de produire les trajectoires requises dans le but de transmettre un message lisible de tous. La lisibilité de ce message augmente par paliers au cours de l'apprentissage, diminue avec la présence de troubles graphomoteurs (Bonney, 1992) et varie chez un même scripteur en fonction du contexte dans lequel il doit écrire (e.g., prise de note). Toute modélisation de l'écriture doit donc se prévaloir de rendre compte de l'ensemble des caractéristiques des formes graphiques produites ainsi que de prédire ses modifications en réponse à diverses contraintes.

---

[17] La pratique permet de stabiliser des patrons de coordination. Si les patrons sont plus stables, ils résistent plus aux perturbations et leur permet de préserver ce timing relatif pour des variations plus importantes de contraintes.

Tout au long de cette thèse, nous avons montré que la graphomotricité répond aux mêmes principes d'auto-organisation et aux modèles de couplage non-linéaire entre deux oscillateurs comme la majorité de la motricité rythmique. Trois aspects de cette thèse supportent que la formation de formes graphiques est un processus auto-organisé : la présence de patrons de coordination préférentiels (Athènes *et al.*, 2004), la perte de stabilité en réponse à une modification de contraintes (Sallagoïty, Athènes, Zanone, & Albaret, 2004) et les changements de patrons graphiques. Chez des adultes droitiers, pratiquant l'écriture depuis de nombreuses années, la présence d'une dynamique de coordination spontanée dans la graphomotricité est un résultat d'une importance majeure. La connaissance de cette dynamique de coordination est en effet cruciale puisqu'elle préside à la fois la formation de formes graphiques stables, précises et rapides, leur coarticulation, ainsi que leur dégradation. De plus, la phase relative entre les composantes de la trajectoire en 2D traduit l'ensemble des phénomènes observés au niveau comportemental. Malgré la diversité et la complexité des mouvements d'écriture, la production d'écriture pourrait alors être décrite plus simplement par l'évolution de peu de variable(s) collective(s), la phase relative et le rapport de fréquence.

On peut voir ici une généralisation des théories des systèmes dynamiques à une tâche motrice fonctionnelle, d'usage quotidien et ayant une portée communicative importante. Comme l'ensemble de la motricité périodique, la dynamique de coordination de la graphomotricité ressortit de celle d'oscillateurs couplés non-linéaires entre les composantes oscillatoires du système. On peut donc penser à juste titre que les modèles dynamiques théoriques développés au niveau de la formation de trajectoire (de Guzman *et al.*, 1997) peuvent servir de point d'ancrage à une future modélisation théorique de l'écriture. L'avantage d'une telle modélisation est qu'elle permettrait, au travers de l'évolution de peu de variable(s) collective(s) de décrire les phénomènes observés lors de la production d'écriture et de prédire sa dégradation dans des conditions adverses, ce qui est une avancée considérable par rapport aux modèles de l'écriture préexistants.

Ces premiers éléments en faveur d'une approche dynamique de l'écriture ouvre donc une extension prometteuse vers une modélisation simple de l'écriture qui rend compte à la fois des spécificités des trajectoires produites ainsi que de leurs modifications en fonction des exigences de la tâche. Dans cette perspective, le principal objectif sera de montrer une correspondance entre la dynamique de coordination de la production de formes graphiques stationnaires (i.e., formes produites dans cette thèse) et celle des formes ou lettres produites lorsque l'on rajoute le glissement du stylo de la gauche vers la droite nécessaire à la production d'écriture cursive. Des études antérieures ont déjà montré que l'addition de la translation constante de la gauche vers la droite avait peu ou pas d'influence sur les formes graphiques composant l'écriture (Thomassen & Teulings, 1983 ; Thomassen & Meulenbroek, 1993 ; Thomassen & Meulenbroek, 1998). L'effet de cette composante serait plus signifiant sur l'écriture d'un mot long ou d'une phrase. Nous sommes donc en droit de penser que la dynamique de coordination spontanée présente dans la formation de formes stationnaires est transposable à la formation de formes graphiques avec le rajout de la translation constante de la gauche vers la droite. Par exemple, la forme stationnaire correspondant au patron 0° devrait être également la forme la plus stable lorsque l'on rajoute la translation constante de la gauche vers la droite. En vue d'une modélisation fiable et précise, nous nous devons de vérifier empiriquement cette correspondance d'une part, en analysant toutes les lettres de l'alphabet en terme de patrons de phase relative et de rapport de fréquence et, d'autre part, en étudiant avec le même paradigme des transitions intentionnelles les règles de coarticulation entre les différentes formes produites lors de l'écriture d'un mot. Enfin, la dernière étape devra tester empiriquement que les prédictions des déformations de formes graphiques les plus instables, sous l'augmentation de la vitesse de mouvement, sont les mêmes lors de la production d'écriture cursive. Ce dernier point est fondamental car dans une tâche où la précision est capitale, le but ultime, dans des champs disciplinaires comme la reconnaissance de l'écriture ou les troubles de l'écriture, est justement de pouvoir connaître et prédire comment, à quelle vitesse, sous quelle forme et à quelle ampleur l'écriture se détériore lorsque le scripteur est soumis à de grosses contraintes. Ces analyses devraient étendre la portée nos travaux à l'écriture cursive et permettre de valider les prédictions théoriques d'une modélisation de l'écriture cursive selon le modèle d'oscillateurs couplés non linéairement. Une telle modélisation pourrait alors pallier à certaines défaillances des algorithmes de reconnaissance de l'écriture actuels lorsque les individus écrivent sur leurs interfaces graphiques dans des conditions dégradées.

Une deuxième extension importante de nos travaux concerne les soubassements biomécaniques de la dynamique de coordination spontanée de l'écriture. Comme un certain nombre de modèles de l'écriture (Hollerbach, 1981 ; Singer & Tishby, 1994), nous avons envisagé l'écriture comme le résultat de la coordination de deux oscillateurs abstraits, l'un agissant dans la direction horizontale (x) et l'autre dans la direction verticale (y), décrivant ainsi les mouvements de la pointe du stylo. Cependant, cette description n'offre aucune information sur l'organisation des segments articulaires du système graphomoteur générant les mouvements d'écriture et plus généralement sur les processus mis en jeu dans la production d'écriture. Comme au niveau d'autres tâches de coordination motrice, on peut se demander si les principes généraux et les lois de la coordination du mouvement peuvent rester sans référence aux mécanismes anatomiques, mécaniques et physiologiques. En effet, la dynamique de coordination d'un système émerge de la coalition de toutes les contraintes neuromusculaires, neuronales et perceptives qui pèsent sur le système (Carson & Kelso, 2004) et les contraintes biomécaniques jouent un rôle prépondérant sur la dynamique (Carson & Riek, 2001). Concernant l'écriture, les facteurs biomécaniques limitent l'efficience graphique (Dounskaïa *et al.*, 2000 ; Desbiez, Vinter, & Meulenbroek, 1996a, b) et, inversement, les caractéristiques de la tâche influencent l'exploitation des propriétés biomécaniques du système effecteur (Meulenbroek & Thomassen, 1991). Certains auteurs, comme Meulenbroek et Thomassen (1991), avaient déjà souligné que l'écriture était le fruit d'un compromis entre les propriétés biomécaniques du système effecteur et les contraintes inhérentes à la tâche d'écriture. Dès lors, si nous voulons comprendre et mettre en évidence les processus aboutissant à la formation de formes graphiques, à leur coarticulation, à leur dégradation ainsi qu'à leur acquisition, une extension majeure de nos études est d'identifier l'ensemble des contraintes de la tâche, de l'organisme (maturationnel, neuromusculaire, anatomique, posture) et environnementales qui structurent la production d'écriture. Une première porte d'entrée serait d'analyser la contribution des facteurs biomécaniques sur la dynamique de coordination spontanée en terme de patrons de coordination articulaires préférentiels lors de la production des différentes formes graphiques et d'analyser l'évolution de ces facteurs au cours de l'apprentissage et des troubles des apprentissages de l'écriture. Ainsi, nous pouvons espérer avoir une meilleure connaissance des facteurs limitant voire rendant impossible l'acquisition d'une écriture lisible et efficace et donc d'y remédier plus aisément.

## REFERENCES BIBLIOGRAPHIQUES

Abend, W., Bizzi, E., & Morasso, P. (1982). Human arm trajectory formation. *Brain, 105*, 331-348.

Athènes, S., Sallagoïty, I., Zanone, P. G., & Albaret, J. M. (2004). Evaluating the coordination dynamics of handwriting. *Human Movement Science, 23*(5), 605-625.

Beek, P. J., Peper, C. E., & Stegeman, D. F. (1995). Dynamical models of movement coordination. *Human Movement Science, 14*, 573-608.

Bernstein, N. S. (1967). *The co-ordination and regulation of movements.* Oxford: Pergamon.

Bongaardt, R., & Meijer, O. G. (2000). Bernstein's theory of movement behavior: Historical development and contemporary relevance. *Journal of Motor Behavior, 32*(1), 57-71.

Bonney, M. A. (1992). Understanding and assessing handwriting difficulty: Perspectives from the literature. *The Australian Occupational Therapy Journal, 39*(3), 7-15.

Buchanan, J. J., & Kelso, J. A. S. (1993). Posturally induced transitions in rhythmic multijoint limb movements. *Experimental Brain Research, 94*, 131-142.

Buchanan, J. J., & Kelso, J. A. S. (1999). To switch or not to switch: Recruitment of degrees of freedom as a stabilization process in rhythmic pendulum movements. *Journal of Motor Behavior, 31*, 126-144.

Buchanan, J. J., Kelso, J. A. S., & de Guzman, G. C. (1997). The self-organization of trajectory formation: I. Experimental evidence. *Biological Cybernetics, 76*, 257-273.

Buchanan, J. J., Kelso, J. A. S., de Guzman, G. C., & Ding, M. (1997). The spontaneous recruitment and suppression of degrees of freedom in rhythmic hand movements. *Human Movement Science, 16*, 1-32.

Buchanan, J. J., Kelso, J. A. S., & Fuchs, A. (1996). Coordination dynamics of trajectory formation. *Biological Cybernetics, 74*, 41-54.

Bullock, D., & Grossberg, S. (1988). Neural dynamics of planned arm movements: Emergent invariants and speed-accuracy properties during trajectory formation. *Psychological Review, 95*, 49-90.

Bullock, D., & Grossberg, S. (1991). Adaptative neural networks for control of movement trajectories invariant under speed and force rescaling. *Human Movement Science, 10*, 3-53.

Bullock, D., Grossberg, S., & Mannes, C. (1993). A neural network model for cursive script production. *Biological Cybernetics, 70*, 15-28.

Burton, A. W., Pick, H. L., Holmes, C., & Teulings, H. L. (1990). The independence of horizontal and vertical dimensions in handwriting with and without vision. *Acta Psychologica, 75*, 201-212.

Carson, R. G., Byblow, W. D., Abernethy, B., & Summers, J. J. (1996). The contribution of inherent and incidental constraints to intentional switching between patterns of bimanual coordination. *Human Movement Science, 15*, 565-598.

Carson, R. G., Goodman, D., Kelso, J. A. S., & Elliott, D. (1994). Intentional switching between patterns of interlimb coordination. *Journal of Human Movement Studies, 27*, 201-218.

Carson, R. G., & Kelso, J. A. S. (2004). Governing coordination: Behavioural principles and neural correlates. *Experimental Brain Research, 154*, 267-274.

Carson, R. G., & Riek, S. (2001). Changes in muscle recruitment patterns skill acquisition. *Experimental Brain Research, 138*, 71-87.

Castiello, U., & Stelmach, G. E. (1993). Generalized representation of handwriting: Evidence of effectors independence. *Acta Psychologica, 82*, 53-68.

Collins, J. J., & Stewart, I. N. (1993). Coupled nonlinear oscillators and the symmetries of animals gaits. *Journal of Nonlinear Sciences, 3*, 349-392.

d'Avella, A., Saltiel, P., & Bizzi, E. (2003). Combinations of muscles synergies in the construction of a natural behavior. *Nature Neuroscience, 6*(3), 300-308.

de Guzman, G. C., Kelso, J. A. S., & Buchanan, J. J. (1997). Self-organization of trajectory formation: II. Theoretical model. *Biological Cybernetics, 76*, 275-284.

Dellatolas, G., de Agostini, M., Jallon, P., Poncet, M., Rey, M., & Lellouch, J. (1988). Mesure de la préférence manuelle dans la population française adulte. *Revue Française de Psychologie Appliquée, 2*, 117-136.

Denier van der Gon, J. J., & Thuring, J. P. (1965). The guiding of human writing movements. *Biological Cybernetics, 2*, 145-148.

Denier van der Gon, J. J., Thuring, J. P., & Strackee, J. (1962). A handwriting simulator. *Physics in Medical Biology*(6), 407-414.

Desbiez, D., Vinter, A., & Meulenbroek, R. G. J. (1996a). Biomechanical and perceptual determinants of drawing angles. *Acta Psychologica, 94*, 253-271.

Desbiez, D., Vinter, A., & Meulenbroek, R. G. J. (1996b). The influence of task features on biomechanical exploitation in drawing. In M. L. Simner, C. G. Leedham, & A. J. W. M. Thomassen (Eds.), *Handwriting and Drawing Research: Basic and Applied Issues* (pp. 57-70). Amsterdam: IOS Press.

Diedrich, F. J., & Warren, W. H. (1995). Why change gaits? Dynamics of walk-run transition.

*Journal of Experimental Psychology: Human Perception and Performance, 21*(1), 183-202.

Dooijes, E. H. (1983). Analysis of handwriting movements. *Acta Psychologica, 54*, 99-114.

Dounskaïa, N., van Gemmert, A. W. A., & Stelmach, G. E. (2000). Interjoint coordination during handwriting-like movements. *Experimental Brain Research, 135*, 127-140.

Edelman, S., & Flash, T. (1987). A model of handwriting. *Biological Cybernetics, 57*, 25-36.

Ellis, A. W. (1982). Spelling and writing (and reading and speaking). In A. W. Ellis (Ed.), *Normality and Pathology in Cognitive Functions* (pp. 113-146). London: Academic Press.

Ellis, A. W. (1988). Normal writing processes and peripheral acquired dysgraphias. *Language and Cognitive Processes, 3*, 99-127.

Engelbrecht, S. E. (2001). Minimum principles in motor control. *Journal of Mathematical Psychology, 45*, 497-542.

Feldman, A. G. (1986). Once more on the equilibrium-point hypothesis (Lambda-Model) for motor control. *Journal of Motor Behavior, 18*, 17-54.

Fink, P. W., Foo, P., Jirsa, V. K., & Kelso, J. A. S. (2000). Local and global stabilization of coordination by sensory information. *Experimental Brain Research, 134*, 9-20.

Fink, P. W., Kelso, J. A. S., Jirsa, V. K., & de Guzman, G. C. (2000). Recruitment of degrees of freedom stabilizes coordination. *Journal of Experimental Psychology: Human Perception and Performance, 26*(2), 671-692.

Flash, T., & Hogan, N. (1985). The coordination of arm movements: An experimentally confirmed mathematical model. *Journal of Neuroscience, 5*, 1688-1703.

Flash, T., & Sejnowski, T. J. (2001). Computational approaches to motor control. *Current Opinion in Neurobiology, 11*, 655-662.

Fuchs, A., Jirsa, V. K., Haken, H., & Kelso, J. A. S. (1996). Extending the HKB model of coordinated movement to oscillators with different eigenfrequencies. *Biological Cybernetics, 74*, 21-30.

Greene, L. (1994). Phase, intentional and intrinsic dynamics of bimanual coordination in older adults. *Journal of Sport and Exercise Psychology, 16*(S60).

Greene, P. H. (1972). Problems of organization of motor systems. In R. Rosen & F. Snell (Eds.), *Progress in Theoretical Biology*. New York: Academic Press.

Greer, K. L., & Green, D. W. (1983). Context and motor control in handwriting. *Acta Psychologica, 54*, 205-215.

Grossberg, S., & Paine, R. (2000). A neural model of cortico-cerebellar interactions during attentive imitation and prediction learning of sequential handwriting movements. *Neural Networks, 13*, 999-1046.

Haken, H. (1983). *Synergetics: An Introduction* (3rd ed.). Berlin: Springer-Verlag.

Haken, H. (1984). *Advanced Synergetics* (2nd ed.). Berlin: Springer-Verlag.

Haken, H. (1988). Synergetics in pattern recognition and associative action. In H. Haken (Ed.), *Neural and synergetic computers*. London: Springer-Verlag.

Haken, H., Kelso, J. A. S., & Bunz, H. (1985). A theoretical model of phase transitions in human hand movements. *Biological Cybernetics, 51*, 347-356.

Harris, C. M. (1998). On the optimal control of behavior: A stochastic perspective. *Journal of Neuroscience Methods, 83*, 73-88.

Hogan, N. (1984). An organizing principle for a class of voluntary movements. *Journal of Neuroscience, 4*, 2745-2754.

Hollerbach, J. M. (1981). An oscillation theory of handwriting. *Biological Cybernetics, 39*, 139-156.

Hoyt, D. F., & Taylor, C. R. (1981). Gait and energetics of locomotion in horses. *Nature, 292*, 239-240.

Hulstijn, W., & van Galen, G. P. (1983). Programming in handwriting: Reaction time and movement time as a function of sequence length. *Acta Psychologica, 54*, 23-49.

Hulstijn, W., & van Galen, G. P. (1988). Levels of motor programming in writing familiar and unfamiliar symbols. In A. M. Colley & J. R. Beech (Eds.), *Cognition and Action in Skilled Behavior* (pp. 65-85). Amsterdam: North-Holland.

Jagacinski, R. J., Peper, C. E., & Beek, P. J. (2000). Dynamic, stochastic, and topological aspects of polyrhythmic performance. *Journal of Motor Behavior, 32*(4), 323-336.

Jeka, J. J., & Kelso, J. A. S. (1989). *The dynamic pattern approach to coordinated behavior: A tutorial review*. Amsterdam: Elsevier.

Jirsa, V. K., Fink, P. W., & Kelso, J. A. S. (2000). Parametric stabilization of biological coordination: A theoretical model. *Journal of Biological Physics, 26*, 85-112.

Kao, H. S. R. (1983). Progressive motion variability in handwriting tasks. *Acta Psychologica, 54*, 146-159.

Kao, H. S. R., Shek, D. T. L., & Lee, E. S. P. (1983). Control modes and task complexity in tracing and handwriting performance. *Acta Psychologica, 54*, 69-77.

Kay, B. A. (1988). The dimensionality of movement trajectories and the degrees of freedom problem: A tutorial. *Human Movement Science, 7*, 343-364.

Kay, B. A., Kelso, J. A. S., Saltzman, E. L., & Schöner, G. (1987). Space-time behavior of single and bimanual rhythmical movements: Data and limit cycle model. *Journal of Experimental Psychology: Human Perception and Performance, 13*(2), 178-192.

Keele, S. W. (1968). Movement control in skilled motor performance. *Psychological Bulletin, 70*, 387-403.

Kellogg, R. (1996). A model of working memory in writing. In C. Levy & S. Ransdell (Eds.), *The science of writing* (pp. 57-71). Hillsdale, NJ: Erlbaum.

Kelso, J. A. S. (1981). On the oscillatory basis of movement. *Bulletin of Psychonomic Society*, 18-63.

Kelso, J. A. S. (1984). Phase transitions and critical behavior in human bimanual coordination. *American Journal of Physiology: Regulatory, Integrative and Comparative Physiology, 15*, R1000-R1004.

Kelso, J. A. S. (1995). *Dynamic patterns: The self-organization of brain and behavior.* Cambridge, MA: MIT Press.

Kelso, J. A. S., DelColle, J. D., & Schöner, G. (1990). Action-perception as a pattern formation process. In M. Jeannerod (Ed.), *Attention and Performance XIII* (pp. 136-169). Erlbaum: Hillsdale.

Kelso, J. A. S., Holt, K. G., Kugler, P. N., & Turvey, M. T. (1980). On the concept of coordinative structures and dissipative structures: II. Empirical lines of convergence. In G. E. Stelmach & J. Requin (Eds.), *Tutorials in Motor Behavior* (pp. 49-70). Amsterdam: North-Holland.

Kelso, J. A. S., Holt, K. G., Rubin, P., & Kugler, P. N. (1981). Patterns of human interlimb coordination emerge from the properties of non-linear, limit cycle oscillatory processes: Theory and data. *Journal of Neurophysiology, 13*(4), 226-261.

Kelso, J. A. S., & Jeka, J. J. (1992). Symmetry breaking dynamics of human multilimb coordination. *Journal of Experimental Psychology: Human Perception and Performance, 18*(3), 645-688.

Kelso, J. A. S., & Scholz, J. P. (1985). Cooperative phenomena in biological motion. In H. Haken (Ed.), *Complex Systems: Operational Approaches in Neurobiology, Physics and Computers.* Berlin: Springer Verlag.

Kelso, J. A. S., Scholz, J. P., & Schöner, G. (1988). Dynamics governs switching among patterns of coordination in biological movement. *Physics Letters, 134*(A), 8-12.

Kelso, J. A. S., & Schöner, G. (1987). Toward a physical (synergetic) theory of biological coordination. *Springer Proceedings in Physics, 19*, 224-237.

Kelso, J. A. S., & Schöner, G. (1988). Self-organization of coordinative movement patterns.

*Human Movement Science, 7,* 27-46.

Kelso, J. A. S., Schöner, G., Scholz, J. P., & Haken, H. (1987). Phase-locked modes, phase transitions and component oscillators in biological motion. *Physica Scripta, 35,* 79-87.

Kugler, P. N., Kelso, J. A. S., & Turvey, M. T. (1980). On the concept of coordinative structures and dissipative structures: I. Theoretical line. In G. E. Stelmach & J. Requin (Eds.), *Tutorials in Motor Behavior* (pp. 3-47). Amsterdam: North-Holland.

Kugler, P. N., & Turvey, M. T. (1987). *Information, natural law and self-assembly of rhythmic movement.* Hillsdale, NJ: LEA Publishers.

Lacquaniti, F., Ferrigo, G., Soechting, J. F., & Terzuolo, C. (1987). Changes in spatial scale in drawing and handwriting: Kinematic contributions by proximal and distal joints. *Journal of Neuroscience, 7,* 819-828.

Lacquaniti, F., Terzuolo, C. A., & Viviani, P. (1983). The law relating the kinematic and figural aspects of drawing movements. *Acta Psychologica, 54,* 115-130.

Lambert, E., & Espéret, E. (1996). Chunking phenomena in novice writers: Changes in lexical unit size, writing speed and pauses all along the first grade year, *Paper presented at the European Writing Conference.* Barcelone.

Lelivelt, A. B. M., Meulenbroek, R. G. J., & Thomassen, A. J. W. M. (1996). Mapping abstract main axes in handwriting to hand and finger joints. In M. L. Simner, C. G. Leedham, & A. J. W. M. Thomassen (Eds.), *Handwriting and Drawing Research: Basic and Applied Issues* (pp. 29-40). Amsterdam: IOS Press.

Levy, J., & Reid, M. (1987). Variations in cerebral organization as a function of handedness, hand posture in writing, and sex. *Journal of Experimental Psychology: General, 107,* 1719-1744.

Lochy, A., Zesiger, P., & Seron, X. (2001). Motor complexity of digits: A descriptive study through a kinematic approach. *Cahiers de Psychologie Cognitive: Current Psychology of Cognition, 20*(1-2), 19-36.

Maarse, F. J., Meulenbroek, R. G. J., Teulings, H. L., & Thomassen, A. J. W. M. (1987). Computational measures for ballistic handwriting. In R. Plamondon, C. Y. Suen, J. G. Deschenes, & G. Poulin (Eds.), *Proceedings of the Third International Symposium on Handwriting and Computer Applications* (pp. 16-18). Montréal: Ecole Polytechnique.

Maarse, F. J., Schomaker, L. R. B., & Thomassen, A. J. W. M. (1986). The influence of changes in the effectors coordinate system on handwriting movements. In H. S. R. Kao, G. P. van Galen, & R. Hoosain (Eds.), *Graphonomics: Contemporary Research in Handwriting* (pp. 33-46). Amsterdam: North-Holland.

Maarse, F. J., & Thomassen, A. J. W. M. (1983). Produced and perceived writing slant: Difference between up and down strokes. *Acta Psychologica, 54*, 131-147.

Maarse, F. J., van Galen, G. P., & Thomassen, A. J. W. M. (1989). Models for the generation of writing units in handwriting under variation of size, slant and orientation. *Human Movement Science, 8*, 271-288.

Margolin, D. I. (1984). The neuropsychology of writing and spelling: Semantic, phonological, motor and perceptual processes. *Quarterly Journal of Experimental Psychology: Human Experimental Psychology, 36A*, 459-489.

Merton, P. A. (1972). How we control the contraction of our muscles. *Scientific American, 226*, 30-37.

Meulenbroek, R. G. J., & Rosenbaum, D. A. (1993). Limb-segment selection in drawing behaviour. *Quarterly Journal of Experimental Psychology, 46A*(2), 273-299.

Meulenbroek, R. G. J., & Thomassen, A. J. W. M. (1991). Stroke-direction preferences in drawing and handwriting. *Human Movement Science, 10*, 247-270.

Meulenbroek, R. G. J., & Thomassen, A. J. W. M. (1993). Exploitation of elasticity as a biomechanical property in the production of graphic stroke sequences. *Acta Psychologica, 82*, 313-327.

Meulenbroek, R. G. J., Thomassen, A. J. W. M., Schillings, J. J., & Rosenbaum, D. A. (1996). Synergies and sequencing in copying L-shaped patterns. In M. L. Simner, C. G. Leedham, & A. J. W. M. Thomassen (Eds.), *Handwriting and Drawing Research: Basic and Applied Issues* (pp. 41-55). Amsterdam: IOS Press.

Meulenbroek, R. G. J., Thomassen, A. J. W. M., van Lieshout, P. H. H. M., & Swinnen, S. P. (1998). The stability of pen-joint and interjoint coordination in loop writing. *Acta Psychologica, 100*, 55-70.

Meulenbroek, R. G. J., & van Galen, G. P. (1988). Foreperiod duration and the analysis of motor stages in a line-drawing task. *Acta Psychologica, 69*, 19-34.

Meulenbroek, R. G. J., & van Galen, G. P. (1989). Variations in cursive handwriting performance as a function of handedness, hand posture and gender. *Journal of Human Movement Studies, 16*, 239-254.

Meulenbroek, R. G. J., & van Galen, G. P. (1989). The production of connecting strokes in cursive handwriting: Developing co-articulation in 8 to 12 year-old children. In R. Plamondon, C.Y., Suen, & M. Simner (Eds.), *Computer Recognition and Human Production of Handwriting* (pp. 273-286). Singapore: World Scientific.

Meulenbroek, R. G. J., & van Gemmert, A. W. (2003). Advances in the study of drawing and handwriting. *Human Movement Science, 22*(2), 131-135.

Morasso, P. (1981). Spatial control of arm movements. *Experimental Brain Research, 42,* 223-227.

Morasso, P., & Mussa Ivaldi, F. A. (1982). Trajectory formation and handwriting: A computational model. *Biological Cybernetics, 45,* 131-142.

Morasso, P., Mussa Ivaldi, F. A., & Ruggiero, C. (1983). How a discontinuous mechanism can produce continuous patterns in trajectory formation and handwriting. *Acta Psychologica, 54,* 83-98.

Morasso, P., & Sanguineti, V. (1995). Self-organizing body schema for motor planning. *Journal of Motor Behavior, 26,* 131-148.

Nelson, W. L. (1983). Physical principles for economies of skilled movement. *Biological Cybernetics, 46,* 135-147.

Nicolis, G., & Prigogine, I. (1989). *Exploring complexity: An introduction.* San Francisco: Freeman.

Orliaguet, J. P., & Boe, J. L. (1990). Régulation temporelle des mouvements d'écriture en fonction des contraintes spatiales. In V. Nougier & J. P. Blanchi (Eds.), *Pratiques sportives et modélisation du geste* (pp. 163-177). Grenoble: Grenoble Sciences.

Peper, C. E., Beek, P. J., & van Wieringen, P. C. W. (1995). Multifrequency coordination in bimanual tapping: A symmetrical coupling and signs of supercriticality. *Journal of Experimental Psychology: Human Perception and Performance, 21*(4), 1117-1138.

Phillips, J. G., Galluci, R. M., & Bradshaw, J. L. (1999). Functional asymmetries in the quality of handwriting movements: A kinematics analysis. *Neuropsychology, 13*(2), 291-297.

Pick, H. L., & Teulings, H. L. (1983). Geometric transformations of handwriting as a function of instruction and feedback. *Acta Psychologica, 54,* 327-340.

Pikovski, A., Rosenblum, M., & Kurths, J. (2003). *Synchronization: A universal concept in nonlinear sciences.* Cambridge: University Press.

Plamondon, R. (1989). A handwriting model based on differential geometry. In R. Plamondon, C. Y. Suen, & M. L. Simner. (Eds.), *Computer Recognition and Human Production of Handwriting* (pp. 179-192). Singapore: World Scientific.

Plamondon, R. (1991). On the origin of asymmetric bell-shaped velocity profiles in rapid-aimed movements. In G. E. Stelmach & J. Requin (Eds.), *Tutorials in Motor Neuroscience* (pp. 283-295). Netherland: Kluwer Academic.

Plamondon, R. (1993). Looking at handwriting generation from of velocity control perspective. *Acta Psychologica, 82*(1-3), 89-101.

Plamondon, R. (1995). A delta lognormal model for handwriting generation. *Proceedings of the Seventeenth Biennal Conference International Graphonomics Society* (pp. 126-127). London, Ontario.

Plamondon, R. (1995a). A Kinematic Theory of Rapid Human Movements: Part I: Movement Representation and Generation. *Biological Cybernetics, 72*(4), 295-307.

Plamondon, R. (1995b). A Kinematic Theory of Rapid Human Movements: Part II: Movement Time and Control. *Biological Cybernetics, 74*(4), 295-307.

Plamondon, R., Alimi, A., Yergeau, P., & Leclerc, F. (1993). Modelling velocity profiles of rapid movements: A comparative study. *Biological Cybernetics, 69*, 119-128.

Plamondon, R., & Clément, B. (1991). Dependence of peripheral and central parameters describing handwriting generation on movement direction. *Human Movement Science, 10*, 193-221.

Plamondon, R., Feng, C., & Woch, A. (2003). A kinematic theory of rapid human movements: Part IV: A formal mathematical proof and new insights. *Biological Cybernetics, 89*(2), 126-138.

Plamondon, R., & Guerfali, W. (1998). The generation of handwriting with delta-lognormal synergies. *Biological Cybernetics, 78*, 119-132.

Plamondon, R., & Lamarche, F. (1986). Modelization of handwriting: A system approach. In H. S. R. Kao, G. P. van Galen, & R. Hoosain (Eds.), *Graphonomics: Contemporary Research in Handwriting.* (pp. 169-183). Amsterdam: North-Holland.

Plamondon, R., & Maarse, F. J. (1989). An evaluation of motor models of handwriting: A system approach. *IEEE Transaction on Systems, Man, and Cybernetics, 19*, 1060-1072.

Provins, K. A. (1997). Handedness and speech: A critical reappraisal of the role of genetic and environmental factors in the cerebral lateralization of function. *Psychological Review, 104*(3), 554-571.

Provins, K. L., & Magliaro, J. (1993). The measurement of handedness by preference and performance tests. *Brain and Cognition, 22*(2), 171-181.

Raibert, M. H. (1977). Motor control and learning by the state-space model. *Technical Report, Artificial Intelligence Laboratory*, MIT AI-TR-439.

Rogers, D., & Found, B. (1996). The objective measurement of spatial invariance in handwriting. In M. L. Simner, C. G. Leedham, & A. J. W. M. Thomassen (Eds.), *Handwriting and Drawing Research: Basic and Applied Issues* (pp. 3-13).

Amsterdam: IOS Press.

Rosenblum, M., Pikovsky, A., & Kurths, J. (1996). Phase synchronization of chaotic oscillators. *Physical Review Letters, 76*, 1804-1807.

Rosenblum, M., Pikovsky, A., Kurths, J., Scafer, C., & Tass, P. (2001). Phase synchronization: From theory to data analysis. In F. Moss & S. Gielen (Eds.), *Handbook of Biological Physics* (pp. 279-321). Amsterdam: Elsevier.

Sallagoïty, I., Athènes, S., Zanone, P. G., & Albaret, J. M. (2004). Stability of coordination patterns in handwriting: Effects of speed and hand, *Motor Control, 8*(4), 405-421.

Sassoon, R. S., Nimmo-Smith, I., & Wing, A. M. (1989). Developing efficiency in cursive handwriting: An analysis of 't' crossing behavior in children. In R. Plamondon, C. Y. Suen, & M. Simner (Eds.), *Computer Recognition and Human Production of Handwriting* (pp. 287-297). Singapore: World Scientific.

Schaal, S., & Sternad, D. (2001). Origins and violations of the 2/3 powers law in rhythmic three-dimensional arm movements. *Experimental Brain Research, 136*, 60-72.

Schillings, J. J., Meulenbroek, R. G. J., & Thomassen, A. J. W. M. (1996). Decomposing trajectory modifications: Pen-tip versus kinematics., *Handwriting and Drawing Research: Basic and Applied Issues* (pp. 71-85): IOS Press.

Schmidt, R. A. (1975). A schema theory of discrete motor skill learning. *Psychological Review, 82*(4), 225-260.

Schmidt, R. A. (1988). *Motor control and learning: A behavioral emphasis* (2nd ed.). Champaign, IL: Human Kinetics.

Schmidt, R. C., Beek, P., Treffner, P. J., & Turvey, M. T. (1991). Dynamical substructure of coordinated rhythmic movements. *Journal of Experimental Psychology: Human Perception and Performance, 17*, 635-651.

Schmidt, R. C., Carello, C., & Turvey, M. T. (1990). Phase transitions and critical fluctuations in the visual coordination of rhythmic movements between people. *Journal of Experimental Psychology: Human Perception and Performance, 16*, 227-247.

Schmidt, R. C., Shaw, B. K., & Turvey, M. T. (1993). Coupling dynamics in interlimb coordination. *Journal of Experimental Psychology: Human Perception and Performance, 19*(2), 397-415.

Schmidt, R. C., & Turvey, M. T. (1995). Models of interlimb coordination-equilibria, local analyses, and spectral patterning: Comment on Fuchs and Kelso (1994). *Journal of Experimental Psychology: Human, Perception and Performance, 21*(2), 432-443.

Scholz, J. P., & Kelso, J. A. S. (1989). A quantitative approach to understanding the formation and change of coordinated movement patterns. *Journal of Motor Behavior, 21*(2), 122-144.

Scholz, J. P., & Kelso, J. A. S. (1990). Intentional switching between patterns of bimanual coordination depends on the intrinsic dynamics of the patterns. *Journal of Motor Behavior, 22*, 98-124.

Scholz, J. P., Kelso, J. A. S., & Schöner, G. (1987). Nonequilibrium phase transitions in coordinated biological motion: Critical slowing down and switching time. *Physics Letters, 123*(8), 390-394.

Schomaker, L. R. B., & Plamondon, R. (1990). The relation between pen force and pen-point kinematics in handwriting. *Biological Cybernetics, 63*, 277-289.

Schomaker, L. R. B., & Teulings, H. L. (1990). A handwriting recognition system based on properties of the human motor system. In C. Y. Suen (Ed.), *Frontiers in handwriting recognition* (pp. 195-209). Montreal: CENPARMI.

Schomaker, L. R. B., Thomassen, A. J. W. M., & Teulings, H. L. (1989). A computational model of cursive handwriting. In R. Plamondon, C. Y. Suen, & M. Simner (Eds.), *Computer Recognition and Human Production of Handwriting* (pp. 153-177). Singapore: World Scientific.

Schöner, G. (1994). From interlimb coordination to trajectory formation: Common dynamical principles. In S. Swinnen, H. Heuer, J. Massion, & P. Casaer (Eds.), *Interlimb Coordination: Neural, Dynamical, and Cognitive Constraints* (pp. 339-368). New York: Academic Press.

Schöner, G., Haken, H., & Kelso, J. A. S. (1986). A stochastic theory of phase transitions in human hand movement. *Biological Cybernetics, 53*, 247-257.

Schöner, G., & Kelso, J. A. S. (1988a). A dynamic pattern theory of behavioral change. *Journal of Theoretical Biology, 135*, 501-524.

Schöner, G., & Kelso, J. A. S. (1988b). A synergetic theory of environmentally-specified and learned patterns of movement coordination. I. Relative phase dynamics. *Biological Cybernetics, 58*, 71-80.

Schöner, G., & Kelso, J. A. S. (1988c). A synergetic theory of environmentally-specified and learned patterns of movement coordination. II. Component Oscillator Dynamics. *Biological Cybernetics, 58*, 81-89.

Schöner, G., Yiang, W. Y., & Kelso, J. A. S. (1990). A synergetic theory of quadrupedal gaits and gaits transitions. *Journal of Theorical Biological, 142*, 359-391.

Schöner, G., Zanone, P. G., & Kelso, J. A. S. (1992). Learning as change of coordination dynamics: Theory and experiment. *Journal of Motor Behavior, 24*(1), 29-48.

Serrien, D. J., & Swinnen, S. (1997). Isofrequency and multifrequency coordination pattern as a function of the planes of motion. *Quarterly Journal of Experimental Psychology, 50A*, 368-404.

Serrien, D. J., & Swinnen, S. P. (1999). Intentional switching between behavioral patterns of homologous and nonhomologous effector combinations. *Journal of Experimental Psychology: Human, Perception and Performance, 25*(5), 1253-1267.

Singer, Y., & Tishby, N. (1994). Dynamical encoding of cursive handwriting. *Biological Cybernetics, 71*, 227-237.

Smethurst, C. J., & Carson, R. G. (2001). The acquisition of movement skills: Practice enhances the dynamic stability of bimanual coordination. *Human Movement Science, 20*, 499-529.

Smyth, M. M., & Silver, G. (1987). Functions of vision in the control of handwriting. *Acta Psychologica, 65*, 47-64.

Springer, S. P. & Deutsch, G. (1998). *Left brain, Right brain*. New York: W. H. Freeman.

Stelmach, G. E., & Teulings, H. L. (1983). Response characteristics of prepared and restructured handwriting. *Acta Psychologica, 54*, 51-67.

Sternad, D., & Schaal, S. (1999). Segmentation of endpoint trajectory does not imply segmented control. *Experimental Brain Research, 124*, 118-136.

Sternberg, S. (1969). The discovery of processing stages: Extension of Donder's method. *Acta Psychologica, 30*, 276-315.

Sternberg, S., Monsell, S., Knoll, R. L., & Wright, W. E. (1978). The latency and duration of rapid movement sequences. Comparisons of speech and typewriting. In G. E. Stelmach (Ed.), *Information processing in motor control and learning*. London: Academic Press.

Temprado, J. J., Monno, A., Zanone, P. G., & Kelso, J. A. S. (2002). Attentional demands reflect learning-induced alterations of bimanual coordination dynamics. *European Journal of Neuroscience, 16*, 1-6.

Teulings, H. L. (1996). Handwriting movement control. In S. W. Keele & H. Heuer (Eds.), *Handbook of Perception and Action* (Vol. 2, pp. 561-613). London: Academic Press.

Teulings, H. L., Mullins, P. A., & Stelmach, G. E. (1986). The elementary units of programming in handwriting. In H. S. R. Kao, G. P. van Galen, & R. Hoosain (Eds.), *Graphonomics: Contemporary Research in Handwriting* (pp. 21-32). Amsterdam:

North-Holland.

Teulings, H. L., & Schomaker, L. R. B. (1992). Simulation of impairment of force amplitude and force timing in Parkinsonian handwriting. In G. E. Stelmach & J. Requin (Eds.), *Tutorials in Motor Behavior* (Vol. III, pp. 425-442). Amsterdam: North-Holland.

Teulings, H. L., & Schomaker, L. R. B. (1993). Invariant properties between stroke features in handwriting. *Acta Psychologica, 82*(1-3), 69-88.

Teulings, H. L., Thomassen, A. J. W. M., & Maarse, F. J. (1989). A description of handwriting in terms of main axes. In R. Plamondon, C. Y. Suen, & M. L. Simner (Eds.), *Computer Recognition and Human Production of Handwriting* (pp. 193-211). Singapore: World Scientific.

Teulings, H. L., Thomassen, A. J. W. M., & van Galen, G. P. (1983). Preparation of partly precued movements: The size of movement units in handwriting. *Acta Psychologica, 54*, 165-177.

Teulings, H. L., Thomassen, A. J. W. M., & van Galen, G. P. (1986). Invariants in handwriting: The information contained in a motor program. In H. S. R. Kao, G. P. van Galen, & R. Hoosain (Eds.), *Graphonomics: Comtemporary Research in Handwriting* (pp. 305-315). Amsterdam: North-Holland.

Thomassen, A. J. W. M., & Meulenbroek, R. G. J. (1993). Effects of manipulation horizontal progression in handwriting. *Acta Psychologica, 82*, 329-352.

Thomassen, A. J. W. M., & Meulenbroek, R. G. J. (1998). Low-frequency periodicity in the coordination of progressive handwriting. *Acta Psychologica, 100*, 133-144.

Thomassen, A. J. W. M., Meulenbroek, R. G. J., & Lelivelt, B. M. (1994). Multiple adaptations to externally controlled velocity in handwriting. In C. Faure, P. Keuss, G. Lorette, & A. Vinter (Eds.), *Advances in Handwriting Drawing: A multidisciplinary approach* (pp. 363-376). Paris: Europia.

Thomassen, A. J. W. M., Meulenbroek, R. G. J., Schillings, J. J., & Steenbergen, R. G. J. (1996). Adaptative shifts in hand-finger coordination during handwriting across the page. In M. L. Simner, C. G. Leedham, & A. J. W. M. Thomassen (Eds.), *Handwriting and Drawing Research: Basic and Applied Issues* (pp. 15-27). Amsterdam: IOS Press.

Thomassen, A. J. W. M., Meulenbroek, R. G. J., van Lieshout, P. H. M., & Swinnen, S. (1997). Phase relations among effector-segment and pen-tip movements in handwriting. In A. M. Colla, F. Masulli, & P. Morasso (Eds.), *Proceedings of the eighth biennial conference of the International Graphonomics Society* (Vol. 21-22). Genova: ART.

Thomassen, A. J. W. M., & Schomaker, L. R. B. (1986). Between-letter context effects in handwriting trajectories. In H. S. R. Kao, G. P. van Galen, & R. Hoosain (Eds.), *Graphonomics: Contemporary Research in Handwriting* (pp. 253-272). Amsterdam: North Holland.

Thomassen, A. J. W. M., & Teulings, H. L. (1983). Constancy in stationary and progressive handwriting. *Acta Psychologica, 54*, 179-196.

Thomassen, A. J. W. M., & Teulings, H. L. (1985). Time, size, and shape in handwriting: Exploring spatio-temporal relationships at different levels. In J. A. Michon & J. L. Jackson (Eds.), *Time, Mind, and Behavior* (pp. 253-263). Heidelberg: Springer.

Thomassen, A. J. W. M., & Tibosch, H. J. C. M. (1991). A quantitative model of graphic production. In J. Requin & G. E. Stelmach (Eds.), *Tutorials in Motor Neuroscience*. Netherland: Kluwer Academic.

Tuller, B., & Kelso, J. A. S. (1985). Environmentally-specified patterns of movement coordination in normal and split-brain subjects. *Experimental Brain Research, 75*, 306-316.

Tuller, M. T., Case, P., Ding, M., & Kelso, J. A. S. (1994). The nonlinear dynamics of speech categorization. *Journal of Experimental Psychology: Human Perception and Performance, 20*(1), 3-16.

Turvey, M. T. (1977). Preliminaries to a theory of action with reference to vision. In R. Shaw & J. Bransford (Eds.), *Perceiving, acting and knowing: Toward an ecological psychology*. Hillsdale, N. J: Erlbaum.

Turvey, M. T. (1990). Coordination. *American Psychologist, 45*(8), 938-953.

van der Plaats, R. E., & van Galen, G. P. (1991). Allographic variability in adult handwriting. *Human Movement Science, 10*, 291-300.

van Doorn, R. R., & Keuss, P. J. (1993). The role of vision in the temporal and spatial control of handwriting. *Acta Psychologica, 81*(3), 269-286.

van Emmerick, R. E. A., & Newell, K. M. (1989). The relationship between pen-point and joint kinematics in handwriting and drawing. In R. Plamondon, C. Y. Suen, & M. L. Simner (Eds.), *Computer Recognition and Human Production of Handwriting* (pp. 231-248). Singapore: World Scientific.

van Emmerick, R. E. A., & Newell, K. M. (1990). The influence of task and organismic constraints on intralimb and pen-point kinematics in a drawing task. *Acta Psychologica, 73*, 171-190.

van Galen, G. P. (1980). Storage and retrieval of handwriting patterns: A two stage model of complex behavior. In G. E. Stelmach & J. Requin (Eds.), *Tutorials in Motor Behavior* (pp. 567-578). Amsterdam: North-Holland.

van Galen, G. P. (1990). Phonological and motoric demands in handwriting patterns: Evidence for a discrete transmission of information. *Acta Psychologica, 74*, 259-275.

van Galen, G. P. (1991). Handwriting: Issues for a psychomotor theory. *Human Movement Science, 10*, 165-191.

van Galen, G. P., & Teulings, H. L. (1983). The independent monitoring of form and scale factors in handwriting. *Acta Psychologica, 54*, 9-22.

van Galen, G. P., Teulings, H. L., & Sanders, J. (1994). On the interdependence of motor programming and feedback processing in handwriting. In C. Faure, P. Keuss, G. Lorette, & A. Vinter (Eds.), *Advances in Handwriting and Drawing: A Multidisciplinary approach.* Paris: Europia.

van Galen, G. P., & Weber, J. F. (1998). On-line size control in handwriting demonstrates the continuous nature of motor programs. *Acta Psychologica, 195-216.*

van Mier, H., & Hulstjin, W. (1993). The effects of motor complexity and practice on initiation time in writing and drawing. *Acta Psychologica, 84*, 231-251.

van Sommers, P. (1984). *Drawing and cognition: Descriptive and experimental studies of graphic production processes.* New York: Cambridge University Press.

Viviani, P. (1986). Do units of motor action really exist? In H. Heuer & C. Fromm (Eds.), *Generation and Modulation of Action Patterns* (pp. 201-216). Berlin: Springer Verlag.

Viviani, P. (1994). Les habiletés motrices. In M. Richelle, J. Requin, & M. Robert (Eds.), *Traité de Psychologie Expérimentale - Tome I* (pp. 777-857). Paris: PUF.

Viviani, P., & Cenzato, M. (1985). Segmentation and coupling in complex movements. *Journal of Experimental Psychology: Human, Perception and Performance, 11*(6), 828-845.

Viviani, P., & Flash, T. (1995). Minimum-jerk, two-thirds power law, and isochrony: Converging approaches to movement planning. *Journal of Experimental Psychology: Human Perception and Performance, 21*(1), 32-53.

Viviani, P., & Laissard, G. (1991). Timing control in motor sequences. In J. Fagard & P. H. Wolff (Eds.), *The Development of Timing Control and Temporal Organization in Coordinated Action* (pp. 1-36). Amsterdam: Elsevier Science.

Viviani, P., & McCollum, G. (1983). The regulation between linear extent and velocity in drawing movement. *Neuroscience, 10*(1), 211-218.

Viviani, P., & Schneider, R. (1991). A developmental study of relationship between geometry and kinematics in drawing movements. *Journal of Experimental Psychology: Human Perception and Performance, 17*(1), 198-218.

Viviani, P., & Stucchi, N. (1992). Biological movements look uniform: Evidence of motor-perceptual interactions. *Journal of Experimental Psychology: Human, Perception and Performance, 18*(3), 603-623.

Viviani, P., & Terzuolo, C. (1980). Space-time invariance in learned motor skills. In G. E. Stelmach & J. Requin (Eds.), *Tutorials in Motor Behavior* (pp. 525-533). Amsterdam: North-Holland.

Viviani, P., & Terzuolo, C. A. (1982). Trajectory determines movement dynamics. *Neurosciences, 7*, 431-437.

Viviani, P., & Terzuolo, C. A. (1983). The organization of movement in handwriting and typing. In B. Butterworth (Ed.), *Language Production* (Vol. 2, pp. 103-146). London: Academic Press.

Vredenbregt, J., & Koster, W. G. (1971). Analysis and synthesis of handwriting. *Philips Technical Review, 32*, 73-78.

Wada, Y., & Kawato, M. (1995). A theory for cursive handwriting based on the minimization principle. *Biological Cybernetics, 73*, 3-13.

Wann, J. P., & Nimmo-Smith, I. (1990). Evidence against the relative invariance of timing in handwriting. *Quarterly Journal of Experimental Psychology, 42A*(1), 105-119.

Wann, J. P., Nimmo-Smith, I., & Wing, A. M. (1988). Relation between velocity and curvature in movement: Equivalence and divergence between a power law and a minimum-jerk model. *Journal of Experimental Psychology: Human, Perception and Performance, 14*(4), 622-637.

Wing, A. M. (1978). Response timing in handwriting. In G. E. Stelmach (Ed.), *Information Processing in Motor Control and Learning* (pp. 153-172). New York: Academic Press.

Wing, A. M. (1980). The height of handwriting. *Acta Psychologica, 46*, 141-151.

Wing, A. M. (2000). Motor control: Mechanisms of motor equivalence in handwriting. *Current biology, 10*, R245-248.

Wing, A. M., Nimmo-Smith, I., & Eldridge, M. A. (1983). The consistency of cursive letter formations as a function of position in the word. *Acta Psychologica, 54*, 197-204.

Wright, C. E. (1990). Generalized motor programs: Reexamining claims of effector independence in writing. In M. Jeannerod (Ed.), *Attention and Performance XIII: Motor Representation and Control* (pp. 294-320). Hillsdale: Erlbaum.

Wright, C. E. (1993). Evaluating the special role of time in the control of handwriting. *Acta Psychologica, 82*, 5-52.

Yamanishi, J.-I., Kawato, M., & Suzuki, R. (1980). Two coupled oscillators as a model for the coordinated finger tapping by both hands. *Biological Cybernetics, 37*, 219-225.

Yates. F. E. (1987). *Self-organizing systems. The emergence of order*. New York: Plenum.

Zanone, P. G., & Kelso, J. A. S. (1992). Evolution of behavioral attractors with learning: Nonequilibrium phase transition. *Journal of Experimental Psychology: Human Perception and Performance, 18*, 403-421.

Zanone, P. G., & Kelso, J. A. S. (1997). The coordination dynamics of learning and transfer: Collective and component levels. *Journal of Experimental Psychology: Human Perception and Performance, 23*(5), 1454-1480.

## ANNEXE

En assumant que l'écriture est produite par des oscillations sinusoïdales approximativement orthogonales, chaque composante peut être décrite par l'équation suivante :

$$x(t) = A_x \cos(\omega_x(t - t_0) + \phi_x)$$

$$y(t) = A_y \cos(\omega_y(t - t_0) + \phi_y) \qquad (1)$$

Où $A_x$ et $A_y$ sont les amplitudes horizontale et verticale, $\omega_x$ et $\omega_y$ sont les fréquences ; $\phi_x$ et $\phi_y$ sont les phases de chaque oscillateur. Nous notons $A = A_x / A_y$ le rapport entre chaque composante.

Premièrement, afin d'avoir une unité de mesure commune des deux tâches de scanning, nous avons effectué une rotation des axes de référence d'origine (X et Y) pour ce scanning de l'amplitude relative. Ce nouveau système de référence correspond à une rotation des axes X et Y d'un angle de $\theta = 45°$. Les nouvelles coordonnées x' et y' dans le repère tourné X' et Y'ont été calculées pour chaque sujet et pour chaque essai par la formule:

$$x'(t) = x\cos\theta + y\sin\theta$$

$$y'(t) = -x\sin\theta + y\cos\theta \qquad (2)$$

Où $\theta = 45°$ correspond à l'angle de rotation des axes du référentiel d'origine.

Deuxièmement, nous avons calculé la correspondance de chaque Amplitude Relative requise dans l'ancien repère (AR requise) en terme de phase relative requise (PR requise) dans le repère X' et Y'. Dans ce repère, les formes correspondent à une AR requise de 1 ainsi qu'à une valeur spécifique de PR entre 0° et 180°. Les nouveaux paramètres des formes dans le nouveau repère sont calculés avec les formules suivantes :

$$x' = A_y \frac{\sqrt{1+A^2}}{\sqrt{2}} \cos(\omega t + \varphi 1)$$

$$y' = A_y \frac{\sqrt{1+A^2}}{\sqrt{2}} \cos(\omega t + \varphi 2) \qquad (3)$$

où $A_x' = A_y \frac{\sqrt{1+A^2}}{\sqrt{2}} = A_y'$, A correspond à l'AR requise, $\varphi 1$ et $\varphi 2$ correspondent à la phase relative de $x'(t)$ et $y'(t)$ respectivement dans le nouveau repère. On peut ensuite calculer le déphasage $\varphi$ correspondant à chaque forme requise telle que :

$$\varphi = ar\cos\frac{1-A^2}{1+A^2} \text{ ou } \varphi = ar\sin\frac{2A}{1+A^2} \qquad (4)$$

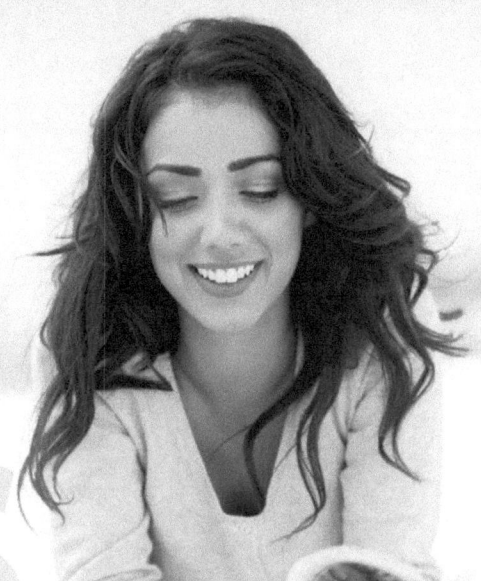
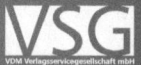

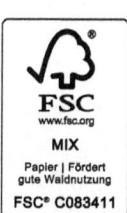

Zeitfracht Medien GmbH
Ferdinand-Jühlke-Straße 7
99095 Erfurt, Deutschland
produktsicherheit@kolibri360.de

Druck:
CPI Druckdienstleistungen GmbH
im Auftrag der
Zeitfracht Medien GmbH
Ein Unternehmen der Zeitfracht - Gruppe
Ferdinand-Jühlke-Str. 7
99095 Erfurt